Lucia Nirmala Schmidt

FASZIEN YOGA

FÜR SCHULTERN, NACKEN UND HANDGELENKE

EFFEKTIVE ÜBUNGEN aus der Yoga-Therapie

nymphenburger

Inhalt

Einleitung

Inhalt des Buches

Die Dynamik der heutigen Zeit prägt uns alle. Obwohl es uns gelungen ist, unser Leben in vielen Bereichen komfortabler zu gestalten, stehen viele von uns vermehrt unter Zeit- und Leistungsdruck. Viele von uns sitzen viel zu lange und verharren oftmals in ungünstigen Positionen. Unser Körper reagiert auf diese unausgeglichene Beanspruchung und passt sich allmählich diesem einseitigen Bewegungs- und Haltungsmuster an: Es leiden Schultern, Nacken und Hände. Die monotone Arbeit an Tastatur und Maus führt zu Verspannungen in den Händen und Unterarmen, was sich auch negativ auf die Schulter-Nacken-Region auswirkt.

Glauben wir der neuen Faszienforschung, dann beginnt der Heilungsprozess im Bindegewebe (in den Faszien). Dadurch, dass man gezielt auf die Faszien einwirkt, können verklebtes Gewebe gelöst und damit Schmerzen und Steifigkeit gelindert werden.

Alle Übungen in diesem Buch sind speziell abgestimmt auf die Beschwerden in den Schultern (von der einfachen Verspannung bis hin zu Schulterimpingement oder Frozen Shoulder), dem Nacken (z. B. Spannungskopfschmerzen) und den Handgelenken. Sie bringen den Körper zurück in die Balance, erzeugen Linderung, lassen ein Gefühl der Leichtigkeit und Freiheit im Körper entstehen und tragen so zu mehr Wohlbefinden bei. Du lernst viele kleine, einfache, schnelle Übungen, Maßnahmen und Tipps, die – bei Bedarf – wunderbar in den Alltag eingebaut werden können, sodass Schultern, Nacken und Handgelenke effektiv und nachhaltig befreit und gestärkt werden.

Anliegen des Buches

Dieses Buch erläutert kurz und verständlich die anatomischen Zusammenhänge zwischen den Knochen, Gelenken, Muskeln und Faszien in der Schulter-Nacken-Region und geht sowohl auf die verschiedenen Beschwerden als auch auf die vielfältigen Ursachen, die die Beschwerden auslösen, ein.

Du wirst verstehen, wie das Fasziennetz auf zu wenig oder immer gleiche Bewegung reagiert und wie alles mit deinen Beschwerden an Schultern, Nacken und Handgelenken zusammenhängt.

Du wirst erkennen, was wichtig für die Funktionalität in diesen drei Regionen ist. Du wirst erfahren, was deine Schultern, deinen Nacken und deine Handgelenke löst, stärkt und entlastet.

Mehrfach erprobte und hilfreiche Übungen aus dem Yoga und der Therapie werden vorgestellt, um die Körperstruktur neu auszurichten und zu ordnen. So können diese Regionen entlastet und gleichzeitig gestärkt werden, sodass zunehmend Gelöstheit, Kraft und Leichtigkeit erfahren werden können. Viele dieser Übungen können wunderbar in den Alltag integriert werden und so nachhaltig und effektiv zur Entspannung und Stärkung beitragen und das Wohlbefinden steigern.

Was bei einem Buch immer schwierig ist, ist die Tatsache, dass man vieles verallgemeinern muss. Die Gründe, wieso Beschwerden im Bereich von Schultern, Nacken und Handgelenken entstehen, sind vielfältig. Manchmal kann der Grund, wieso es da schmerzt, auch ganz woanders liegen. Deshalb ist in solchen Situationen eine Privatstunde mit einer qualifizierten Yogalehrerin oder einer Bewegungstherapeutin immer hilfreich und wichtig. Was du vorab unbedingt abklären lassen solltest, ist, ob bereits Arthrose besteht, weil dann gewisse Übungen ungünstig sind und es wichtig ist, den Druck auf die Gelenke zu minimieren. Wichtig ist in einer solchen Situation, dass die Gelenke viel und vor allem vielfältig bewegt werden, jedoch ohne großen Druck.

Als Körpertherapeutin und Yogalehrerin habe ich die Erfahrung gemacht, dass gerade bei Sensibilitätsstörungen in den Fingern, Händen und Armen, bei denen medizinisch keine eindeutige, klare Ursache festgestellt werden kann, das Lösen von Verklebungen im Muskel-Bindegewebe die meisten Erfolge bringt und nachhaltig ist. Besonders dann, wenn es mit einer gesunden Ernährung (z. B. Clean Eating = saisonal, regional, biologisch und frisch) und abwechslungsreicher Bewegung kombiniert wird.

Ein chronisch verspanntes Myofasziensystem kann manuell oder mit verschiedenen Hilfsmitteln (Tools) gelöst werden. Ich zeige dir in den Praxisteilen, wie das geht. Ich empfehle dir gleichzeitig, eine erfahrene Körpertherapeutin (z. B. Yogalehrerin) aufzusuchen, mit der du deine Körperhaltung optimieren kannst.

FASZIEN UND IHRE BEDEUTUNG FÜR DEINE GESUNDHEIT

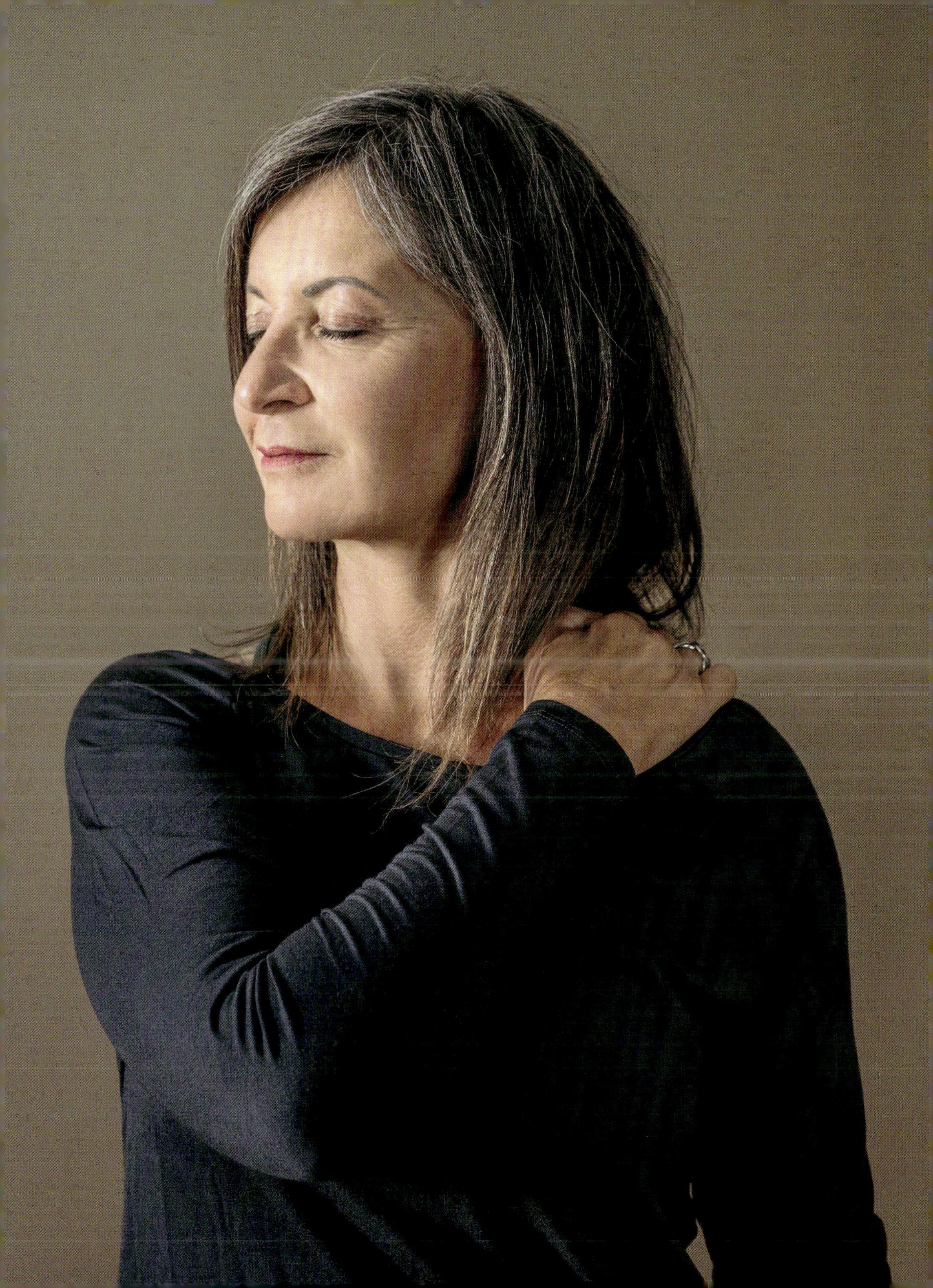

Was sind Faszien?

Faszien sind mehr oder weniger zähe Bindegewebshäute, die flächig weite Teile des Körpers miteinander verbinden. Sie umhüllen den Körper als Ganzes und auch all seine Bestandteile und verbinden alles mit allem. Faszien sind enorm anpassungsfähig und richten sich auf ihre Nutzung hin aus. Egal, ob Faszien, Bänder, Sehnen, Sehnenplatten, Organkapseln oder Muskelbindegewebe, alles besteht aus demselben Baumaterial und geht nahtlos ineinander über. Abhängig von der Beanspruchung passt sich das Gewebe lokal an, richtet sich anders aus oder verdickt. Eine Sehne, ein Band oder eine Gelenkkapsel beispielsweise steht nie für sich allein. Sie alle sind eingebunden in ein dreidimensionales Spannungsnetzwerk und in körperweite Funktionsketten.

Durch Faszien übertragen Muskeln z. B. ihre Kraft. Je elastischer sie sind, desto besser sind die Eigenwahrnehmung, das Körperbewusstsein und die Koordination. Sind die Faszien durch Überlastung oder Stress verklebt, kann der darin »eingeschlossene« Muskel nicht mehr richtig arbeiten. Die Elastizität geht verloren, der Körper wird unbeweglich und schmerzt.

Funktion der Faszien

Die Faszien erfüllen vielfältige Aufgaben und Funktionen innerhalb des Körpers:

Gleitfähigkeit

Faszien sorgen für Gleitfähigkeit der verschiedenen Strukturen untereinander. Sie ermöglichen eine Gleitbewegung, sodass die Muskeln reibungslos arbeiten können.

Spannung weiterleiten

Die Faszienhüllen der einzelnen Muskelfasern leiten Spannung an die Muskelfaserbündel weiter. Diese übertragen ihre Kraft an die Sehnen. Die Sehnen wiederum sind über die Knochenhaut am Knochen befestigt. So entsteht Bewegung.

Bewegung

Faszien sorgen dafür, dass wir uns geschmeidig, elegant und kraftvoll bewegen können. Nur wenn ein flüssiges Gleiten möglich ist, kann auch mühelose Bewegung entstehen.

Räumliche Trennung

Jede Struktur im Körper ist mit der faszialen Bindegewebshaut überzogen. So bildet jede Struktur eine eigene geschützte Einheit, die von den anderen Strukturen räumlich getrennt ist.

Stabilität

Faszien sind der Stabilisator des Körpers. Dadurch, dass sie alles durchziehen und alles mit allem verbinden, sorgen sie dafür, dass jede Struktur und jedes Organ an seinem Platz gehalten und entsprechend geschützt wird. Die von Natur aus eher »breiigen« Muskelfasern bekommen erst durch das fasziale Bindegewebe ihre Stabilität.

Struktur

Faszien durchziehen als universeller Baustoff den kompletten Körper in unterschiedlichen Schichten und geben ihm seine Struktur und Form. Die Oberflächenfaszie ist maßgeblich für das äußere Erscheinungsbild verantwortlich. Würde man die Haut entfernen, so würden wir nicht in einzelne Bestandteile zerfallen, da die Faszien weiterhin alles zusammen hielten.

Zellstoffwechsel

Faszien haben eine Schlüsselfunktion beim Zellstoffwechsel. In der faszialen Flüssigkeit befinden sich viele Immunzellen und Lymphe. Sie sind für den Zellstoffwechsel nötig, bilden eine wichtige Grundlage für das Immunsystem und letztendlich für die Gesundheit.

Versorgung

Die Versorgung des Körpers mit Nährstoffen ist eine zentrale Aufgabe der Faszien. Dies wird über den Zellstoffwechsel gewährleistet.

Kommunikation

Die Weitergabe von Informationen macht einen großen Anteil der faszialen Arbeit aus. Man kann das Faszien-netzwerk wie eine Datenautobahn als körperweites Informations- und Kommunikationssystem ansehen. Durch die freien Nervenenden und Rezeptoren unterstützt es das Nervensystem bei jeder Bewegung.

Größtes Sinnesorgan

Im Fasziengewebe finden sich viele Nervenenden sowie Schmerz- und Bewegungssensoren. Mehr noch als in unserer Haut. Deshalb wird das Verbundsystem der Faszien mittlerweile als größtes Sinnesorgan bezeichnet. Dadurch beeinflussen sie das Immunsystem und die Psyche bzw. passen sich unseren Gewohnheiten und unserer Stimmungslage an.

Körperwahrnehmung

Faszien sind durch die Rezeptoren und freien Nervenenden das Zentrum für die Körperwahrnehmung. Das Bindegewebe ist der Sitz der Propriozeption (Eigenwahrnehmung) und somit Schlüsselstelle für Haltung und Bewegung.
Je nachdem, wie gut die Sensoren zusammenarbeiten und wie gut die Sinne entwickelt sind, desto wohler fühlt man sich im eigenen Körper. Ob eine Bewegung leichtfüßig, geschmeidig und grazil ausgeführt wird, oder eher schwerfällig, unbeholfen und steif, hängt sowohl mit dem eigenen Spüren als auch der achtsamen Ausführung in der Bewegung zusammen. Die Fähigkeit, den Körper sinnlich wahrzunehmen, wird als »Embodiment« (Verkörperung) bezeichnet.

Der Körper als Tensegrity-System: Eine neue Sicht auf die Anatomie

Innerhalb unseres menschlichen Körpers gibt es ein ordnendes System. Dieses Prinzip, welches unsere vielen Körperbereiche wie ein bewegliches Raum-Mosaik verbindet und dabei sowohl Stabilität als auch Beweglichkeit garantiert, nennt sich Tensegrity. Tensegrity ist ein Kofferwort aus den beiden englischen Wörtern »tension« (Spannung) und »integrity« (Ganzheit, Einheit).
Das Tensegrity-Prinzip ist aus der Architektur bekannt. Das Faszinierende an diesem System ist, dass sich die gesamte Struktur durch Zug und Druck selbst stabilisiert. Auf die Seile wirken Zugspannungen, während die auf Druck beanspruchten Stäbe in einem Netz

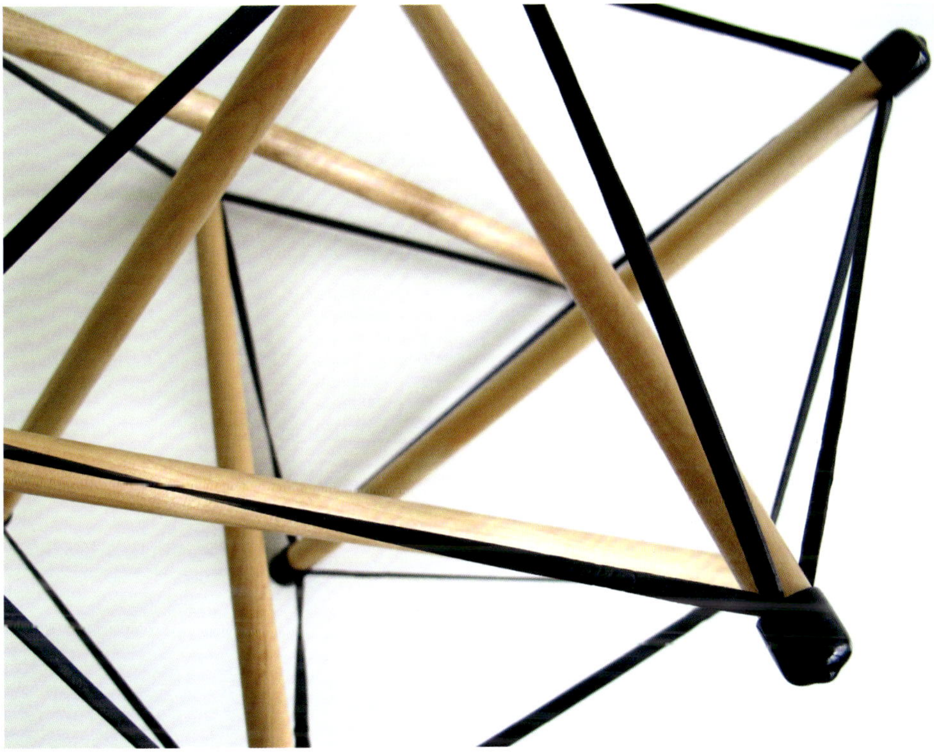

aus kontinuierlichem Zug zu schweben scheinen.

Die moderne Faszienforschung sieht den Körper als Tensegrity-Struktur, bei welchem die festen Knochen zusammen mit den über den gesamten Körper laufenden Muskel- und Faszienzügen ein dynamisches Spannungsnetzwerk bilden. Dabei ist alles fein aufeinander abgestimmt: Bewegen wir einen Muskel, reagiert das gesamte Netzwerk und die Spannung wird über myofasziale Ketten (myo = Muskel, Faszie = Bindegewebe) an andere Körperstellen weitergegeben. Diese Betrachtungsweise ergänzt und erweitert die klassische Anatomie, die sich auf die Funktionsweise einzelner Muskeln konzentriert, um die Sicht auf körperweite funktionale Faszienzüge.

Wie bei einem stabilen Zelt braucht es auch im Körper ausgeglichene Spannungsverhältnisse innerhalb des myofaszialen Netzwerks, damit Haltung und Bewegung schmerzfrei möglich sind und Freude machen. Verschiedene Muskeln, Bänder und fasziale Züge halten die Wirbelsäule aufrecht und bilden ein dynamisches Spannungsnetzwerk. Und was für die Wirbelsäule gilt, gilt für den gesamten Körper, bei dem die Knochen für die festen Bauelemente und die Faszien für die elastischen Zugelemente stehen, die die Spannung halten und an andere Elemente weitergeben können.

Jede noch so kleine Bewegung hat einen Einfluss auf das gesamte System und die Spannungsverhältnisse passen sich an. Dort, wo die Faszien mehr Haltearbeit ausüben müssen, reagieren sie, indem sie sich an dieser Stelle verdichten. Diese Spannungszunahme und Veränderung der Faszienqualität durch eine starke oder einseitige Belastung zieht Spannungsveränderungen im gesamten Körpernetzwerk nach sich.

Die myofaszialen Leitbahnen (nach Thomas Myers)

Bei den myofaszialen Leitbahnen handelt es sich um eine Arbeitshypothese von Thomas Myers. Er konnte im Spannungsnetzwerk des Körper einige lange myofasziale Verläufe bzw. Muskel-Faszien-Ketten erkennen. Diese myofaszialen Zuglinien ermöglichen koordinierte und geschmeidige Bewegungen. Thomas Myers hat in seinem Buch »Anatomy Trains« die wichtigsten Leitbahnen detailliert beschrieben. Sie haben eine Funktion sowohl für Haltung als auch Bewegung. Ihre Evidenz wird derzeit von unabhängigen Wissenschaftlern noch erforscht.

Die myofaszialen Armlinien

Zu den vier myofaszialen Armlinien zählen die oberflächliche und die tiefe frontale sowie die oberflächliche und die tiefe rückwärtige Armlinie. Sie verlaufen vom Zentrum – also der Wirbelsäule bzw. dem Brustbein/Brustkorb – zu den Fingerspitzen.

1. Zur tiefen frontalen Armlinie gehören: M. pectoralis minor, M. subclavius und die vordere Achselfalte, M. biceps brachi, die Muskeln des Daumenballens
2. Zur oberflächlichen frontalen Armlinie gehören: M. pectoralis major sowie die Flexoren der Hände und Finger und der Karpaltunnel
3. Zur tiefen rückwärtigen Armlinie gehören: Mm. rhomboidei, M. levator scapulae, die gesamte Rotatorenmanschette und hintere Achselfalte, M. triceps brachi, die Muskeln des Kleinfingerballens
4. Zur oberflächlichen rückwärtigen Armlinie gehören: M. trapezius, M. deltoideus, die Extensoren der Hände und Finger

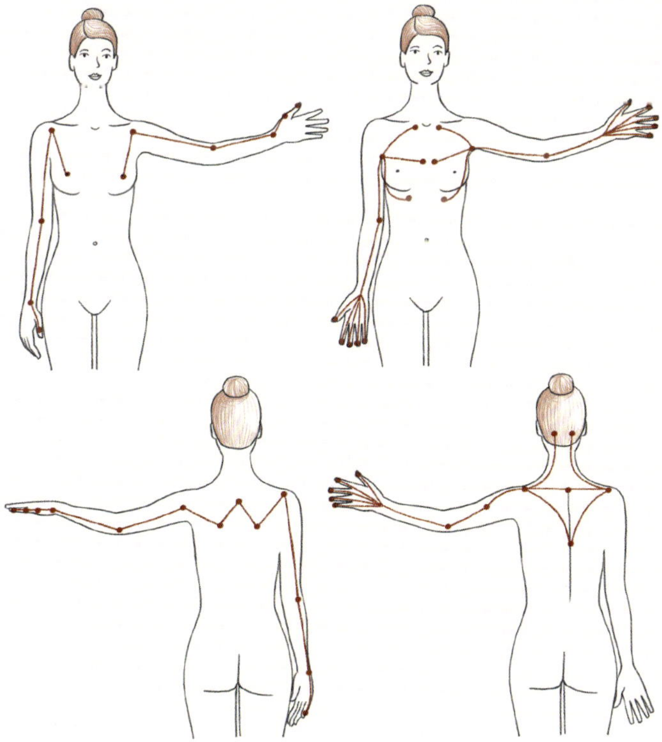

Haltung und lebenslange Anpassung

In unserer modernen Welt hat sich ein neues Bewegungsverhalten manifestiert. Unser Alltag ist eher nach vorne gekrümmt ausgerichtet. Diese gebeugte, aus der Mitte geratene Körperhaltung durchzieht alle Altersklassen und Bevölkerungsschichten, löst ungünstige Haltungsmuster aus und führt letztendlich zu Beschwerden. Die Faszien passen sich funktionell die ganze Zeit an unser Leben an. Sie verändern stetig die Scherengitterform ihrer kollagenen Fasern, ihre Dicke, ihre Festigkeit und ihre Ausrichtung entsprechend unserer Bewegungsabläufe und unserer Grundstimmung.

Bei Babys ist das Gewebe noch weich. Je nach Beanspruchung bildet es sich nach und nach aus und wird immer dicker und fester. Die Dicke der faszialen Struktur kann je nach lokaler Belastung zwischen 0,3 und 3 Millimeter betragen. So ist die Plantarfaszie an der Fußsohle am deutlichsten ausgeprägt. Das IT-Band an der Oberschenkelaußenseite ist ebenfalls recht fest, da es das Becken seitlich beim Gehen stabilisiert und die Knie parallel ausrichtet. Ebenso die Lendenfaszie am unteren Rücken. Entsprechend der jeweiligen Tätigkeit kann sich das Bindegewerbe umformen. Bei Reiter/-innen z. B. ist die Faszie an der Beininnenseite viel besser ausgeprägt als bei jemandem, der nicht reitet.

Anpassung an den Büroalltag

Bei »Schreibtisch-Jockeys« sind die Faszienketten gezwungen, sich durch die stundenlange Haltung am PC oder Smartphone anzupassen. In der Rundrückenposition verfestigt sich das Gewebe im oberen Rücken, den Schultern und dem Nacken. Die Hände sind an der Tastatur häufig leicht gebeugt, was die Handgelenke zunehmend belastet. Nur die Finger bewegen sich. Der restliche Arm liegt relativ starr und verspannt dadurch. Die Spannung überträgt sich in die Schulter-Nacken-Region. Zudem werden die Schultern meist leicht nach oben und vorne gezogen, das Kinn ebenso. Dadurch entsteht eine zusätzliche Spannung im Schulter-Nacken-Bereich. Er wird hart und schmerzt.

Diese Spannungsveränderung hat Auswirkungen auf andere Körperbereiche und wird per Faszien durch den ganzen Körper weitergegeben. Das Ungleichgewicht im Spannungsnetzwerk wirkt sich auf den ganzen Körper aus und die Verspannung im Nacken dehnt sich über den Arm bis zu den Händen hin aus und umgekehrt. Aufrechtes Sitzen wird dann als anstrengend empfunden, die Handgelenke werden steif, die Hände kribbeln oder es entstehen andere Missempfindungen.

Die Hand selbst ist enorm filigran, sodass die Muskeln, die die Finger und Hand bewegen, größtenteils im Unterarm zu finden sind. Aus Sicht der myofaszialen Bewegungsketten ist es bei Beschwerden in den Händen, im Handgelenk und in den Fingern sinnvoll, auch die Unterarme zu behandeln oder sogar die Halswirbelsäule bzw. den Schultergürtel, weil dort die Armnerven ihren Ursprung bzw. einen kritischen Engpass haben.

Unused Arc Theory

Die moderne Forschung spricht von der »Unused Arc Theory« – der These vom ungenutzten Spielraum im Körper. In unserem eher einseitigen, bewegungsarmen Alltag wird von den unendlich großen Bewegungsmöglichkeiten, die der Körper bietet, nur ein minimaler Bruchteil abgerufen. Der Körper erfährt nicht mehr die Belastungen, für die er eigentlich ausgelegt ist, und reagiert entsprechend auf diese Unterforderung und Fehlbelastung. Dies führt zu den heutigen Zivilisationskrankheiten wie Gelenkschmerzen, Verspannungen, Arthrose, Entzündungen, Stoffwechselproblemen oder Übergewicht.

Denn alles, was nicht regelmäßig beansprucht wird, erachtet der Körper als unnötig und baut an der entsprechenden Stelle ab. Im Umkehrschluss wird das, was für wichtig befunden wird, auf- und ausgebaut. In uns herrscht das Prinzip des permanenten Auf-, Um- und Abbaus. Dadurch spart unser intelligenter Körper Energie.

Faszien sind flexibel und anpassungsfähig. Werden gewisse Stellen nicht bewegt, ist dies ein Signal für den Körper, dass hier mehr Festigkeit und Stabilität gefragt ist. Das Gewebe wird dann umgebaut. Es entstehen sogenannte »Crosslinks«. Das sind Querverbindungen zwischen den einzelnen Schichten. Diese hemmen die Verschiebbarkeit der Gewebe gegeneinander und die Gleitfähigkeit. Dadurch verdichtet sich das Gewebe und verfilzt. Sind die Faszien verklebt, leiden die Gelenkigkeit und die Beweglichkeit. Das Risiko von Überlastungsschäden und Schmerzen steigt. Durch die Anpassungsfähigkeit der Faszien kann der Körper aber immer wieder auch regeneriert werden. Wenn man beispielsweise günstige Anreize auf ein Körperteil, das lange eingegipst war, gibt, ist eine gute Regeneration möglich. Es müssen die richtigen Impulse gesetzt werden, damit sich das Gewebe erneuert, neu vernetzt und neu ordnet.

Wichtige Impulse für geschmeidige Faszien

Die Zauberformel heißt vielfältige, regelmäßige und variantenreiche Impulse in das myofasziale Gewebe geben. Um die Faszien gezielt anzusprechen, ist es wichtig, sich vielfältig und variantenreich zu bewegen.

Das beinhaltet Folgendes: schütteln, schwingen, klopfen und zupfen sowie verschiedene Kraft- und Dehnimpulse mit verschiedenen Gelenkvarianten und in unterschiedliche Richtungen setzen.

Mit den Myofascial Tools können ganze Flächen oder einzelne Triggerpunkte massiert, entspannt und gelöst werden. Diese Maßnahmen lösen die Verklebungen der verschiedenen Gewebeschichten und fördern die Neuausrichtung der kollagenen Fasern: Die Gleitfähigkeit der verschiedenen Gewebeschichten wird verbessert. Das führt zu mehr Bewegungsfreiheit sowie zu mehr Gelöstheit und Leichtigkeit.

Bewegung ist wichtig – in jedem Alter!

Je älter wir werden, umso mehr trocknet unser Gewebe aus und wird starr. Das ist besonders nach den Wechseljahren spürbar. Das Gewebe enthält dann tendenziell weniger Flüssigkeit, die kollagenen Fasern verlieren ihre wellenförmige Struktur, ordnen sich chaotisch an und erneuern sich nicht mehr so schnell. Wenn die Flüssigkeit im Bindegewebe abnimmt und es austrocknet, verliert es auch an Elastizität. So sind wir anfälliger für Verletzungen. Schon ab dem Alter von 30 Jahren spüren viele diesen Prozess als »Morgensteifigkeit«. Die Gelenke sind wie eingerostet und der Rücken macht Beschwerden. Nach ein bisschen Räkeln und Strecken geht das aber meist vorbei. Deshalb ist es vor allem fürs Alter wichtig, Körper und Geist entsprechend zu fordern und durch gezieltes Training beweglich und stark zu erhalten.

Myofasziales Schmerzsyndrom

Während sich Muskeln aufbauen, wenn sie belastet werden, verhält es sich bei den Schmerzsensoren anders. Der Körper gewöhnt sich nicht an Schmerz. Es entsteht eine Sensibilisierung, also eine verstärkte Schmerzwahrnehmung. Dies kann zu chronischen Schmerzen führen. Was man weiß, ist, dass ein Schmerzgeschehen individuell, hoch komplex und von verschiedensten Faktoren bedingt ist und sowohl Auslöser wie auch Einflüsse auf der körperlichen und psychischen Ebene zu finden sind. Psychischer Einfluss entsteht, wenn man z. B. nicht in der Lage ist, Stress auszugleichen.
Bestimmte Persönlichkeitstypen, wie beispielsweise Menschen, die alles in sich hineinfressen, pflichtbewusste Perfektionisten oder Menschen mit einer pessimistischen Grundstimmung, haben eher die Tendenz, chronische Schmerzen zu entwickeln. Die innere (psychische) Anspannung überträgt sich auf den Körper, der sich immer mehr verspannt. Verspanntes Gewebe ist weniger gut durchblutet, die Versorgung mit Sauerstoff und Nährstoffen verschlechtert sich und der Abtransport von Giftstoffen funktioniert nur noch eingeschränkt.

Schmerzen können entstehen durch:

Unfall, Verletzung

Durch stumpfe Gewalteinwirkung oder eine Schonhaltung verfestigt sich das Fasziennetz und Beschwerden können sofort (z. B. bei einem Schleudertrauma nach einem Auffahrunfall) oder erst nach Jahren (z. B. nach einem Sturz) auftreten.

Immobilität, Unbeweglichkeit

Das myofasziale Fasernetz eines Arms, der sechs Wochen lang eingegipst war, zeigt eine deutliche Verfilzung. Er ist wie »eingefroren« in dieser Stellung, steif und spröde. Eine ähnliche Wirkung hat es auf die Faszien, wenn wir uns zu wenig bewegen. Das Fasziennetz beginnt sich umzubauen, wird immer starrer, steifer und unbeweglicher, sodass einfache Bewegungen viel mehr Kraft kosten.

Narben

Eine Narbe verändert die Spannung im gesamten myofaszialen System, sodass sich Beschwerden an anderen Stellen im Körper zeigen können. Zudem ist das Gewebe um die Narbe herum oft verspannt und kann Sensibilitätsstörungen auslösen.

Ständiger Druck

Unser Fasziensystem verändert sich ständig und passt sich dem an, was wir tun. So wird es stärker und unterstützt uns im Alltag. Wenn wir etwas übermäßig lange machen, dann verhärtet und versteift das Gewebe und beginnt zu schmerzen.

Wenn du über eine längere Zeit an Krücken gegangen bist, viel Rad fährst oder im Yoga übertrieben lang Armbalancen übst, kann das zu Spannung im myofaszialen System führen und sich in den bereits beschriebenen Symptomen von Sensibilitätsstörungen äußern.

Fehlhaltungen und Gewohnheiten

Fehlhaltungen und ungünstige, unbewusste Gewohnheiten gehen oft einher mit Muskelverspannungen, die durch die Wiederholung zu Bindegewebsverhärtungen und Schmerzen führen können.

Alterungsprozess

Im Kleinkindalter ist unser Bindegewebe elastisch und durchsaftet, die kollagenen Fasern wellenförmig und scherengitterartig angeordnet. Mit zunehmendem Alter verliert unser Körper Wasser und einseitige Bewegungs- und Haltungsmuster formen unseren Körper. Unser Fasziennetz verliert an Elastizität, wird trocken, spröde und die chaotische Anordnung der kollagenen Fasern lässt das Gewebe verfilzen und verkleben. Verklebtes Gewebe ist immer eine Quelle für verschiedenste Missempfindungen.

Unterdrückte oder unbewusste Emotionen

Unsere Psyche, also die innere Haltung, das Selbstbild, das Denken und das Fühlen, hat einen großen Einfluss auf den Tonus der Faszien. Durch emotionale Auslöser (Angst, Stress, Ärger,

Frustration, Trauer) verkleben die Faszien genauso wie durch fehlende Bewegung oder einseitige Belastung!

Triggerpunktbehandlung

Myofasziale Triggerpunkte sind schmerzhafte und verspannte Bereiche im Muskel und betreffen das Muskel-Bindegewebe. Sie können in weit entfernte Regionen ausstrahlen und dort Schmerzen verursachen (engl. »to trigger« = auslösen). Kleinste bindegewebige Faseranteile im Muskel kommen durch eine Über- oder Fehlbelastung in eine Dauerspannung, verkrampfen und entzünden sich. Die Durchblutung dieser Stelle ist eingeschränkt, sodass weder der Abtransport der Stoffwechselabbauprodukte noch die Versorgung mit Nährstoffen und Sauerstoff gewährleistet ist und eine Übersäuerung entsteht. Triggerpunkte können sowohl nach einem plötzlichen Tritt oder Schlag als auch schleichend langsam entstehen. Ein intensives Training im Sport mit wenig Erholungsphasen oder im Yoga exzessive und schnelle vinyasas (z. B. Sonnengrüße), die von der Intensität die körperlichen Möglichkeiten überschreiten, können Auslöser sein für myofasziale Triggerpunkte. Zu den heute häufigsten Gründen zählt allerdings die chronische Fehlbelastung und Fehlhaltung des Körpers am Schreibtisch oder am Smartphone. Zwar werden die Muskeln wenig bewegt, doch der Körper muss die Fehlhaltung mit einer Fehlspannung in verschiedenen Regionen ausgleichen und leistet in der Haltearbeit Höchstleistung. Unser Körper ist von Natur aus auf Bewegung ausgerichtet, sodass dadurch viel Stress und Spannung entsteht. Betroffen sind Nacken, Schultern, Arme und Rücken. Kopfschmerzen, Ausstrahlungen in die Hände und Finger, Tennisellenbogen, Mausarm, Sensibilitätsstörungen sind eine direkte Folge.

Triggerpunkte beeinträchtigen den Muskel in seiner Funktion – er kann seine Leistung weder in Bezug auf Kraftentwicklung noch auf Dehnung erfüllen. Die Muskeln in seiner Umgebung übernehmen seine Arbeit. Mit der Zeit sind sie überlastet und der Schmerz breitet sich aus. Oft schmerzen Triggerpunkte nicht (außer sie werden durch Druck gereizt), doch über das körperweite Fasziensystem kann sich die Fehlspannung in andere Bereiche des Körpers übertragen und dort Beschwerden verursachen.

Beim sogenannten myofaszialen Schmerzsyndrom klingt die Dauerkontraktion selten ohne gezielte Behandlung (manuelle Triggerpunktbehandlung, ggf. mit Hilfe von Massagehölzern, Dry Needling oder Stoßwellentherapie) von allein ab.
Wenn du anfällig für Triggerpunkte bist, kläre ab, ob ein Nährstoffmangel oder eine Stoffwechselstörung vorliegt, die deine Muskeln beeinträchtigt.

- Mineralienmangel: Magnesium, Kalzium, Kalium, Eisen
- Vitaminmangel: B_1, B_6, B_{12}, Vitamin C, Folsäure
- Schilddrüsenunterfunktion
- Übersäuerung
- Erhöhte Harnsäurewerte
- Unverträglichkeiten oder Allergien sowie Autoimmunerkrankungen und Infektionserkrankungen erhöhen die Anfälligkeit für Muskelschmerzen.

Wann Erfolge spürbar sind

Dass die Faszien äußerst anpassungsfähig sind, hast du jetzt mehrfach gelesen. Die Dauer des Umbaus der kollagenen Fasern ist abhängig von der Stoffwechselaktivität, vom Versorgungszustand des Gewebes und vom Alter.
Ein sprödes, unbewegliches Fasernetz wieder geschmeidig und elastisch zu machen, benötigt Regelmäßigkeit und Geduld. Das Körpergefühl wird sich durch gezieltes Training nach Tagen und Wochen verbessern. Der Körper wird geschmeidiger und koordinativ leistungsfähiger.

Arbeitsplatz-Ergonomie

- Schreibtischhöhe richtig einstellen: Auf einen 90-Grad-Winkel (oder etwas größer) im Ellenbogen achten, die Unterarme dürfen leicht abwärtsgeneigt sein. Die Schultern sind locker, die Ellenbogen sind senkrecht unter den Schultern, abgestützt auf der Armlehne des Stuhls.
- Stuhlhöhe entsprechend einstellen: Der Winkel im Hüftgelenk soll etwa 90 Grad (oder etwas mehr) betragen, sodass die Oberschenkel leicht abwärtsgerichtet sind. Die Oberschenkel liegen komplett auf der Sitzfläche. Zwischen den Kniekehlen und der Kante der Sitzfläche ist etwa 2–3 Fingerbreit Platz. Die Rückenlehne hat optimalerweise eine Stütze in der Lendenwirbelsäule und diese Stütze liegt an der richtigen Stelle. Die Armlehne des Stuhls ist minimal höher als der Tisch, damit die Unterarme entspannt auf dem Tisch liegen können. Am besten mit dem Stuhl ganz dicht an den Tisch fahren.
- Die Tastatur soll möglichst flach und nah beim Körper liegen. Der Monitor auf einer Höhe, dass sein oberer Rand auf der Linie der Augenbrauen liegt. Eine ergonomische bzw. vertikale Maus sorgt für eine günstigere biomechanische Ausrichtung.

All diese Faktoren begünstigen eine spannungsfreie Körperhaltung, eine Entlastung der Schulter-Nacken-Region und weniger Beschwerden in Armen und Händen.

VERSCHIEDENE KRANKHEITSBILDER – TIPPS FÜR PRAXIS UND ALLTAG

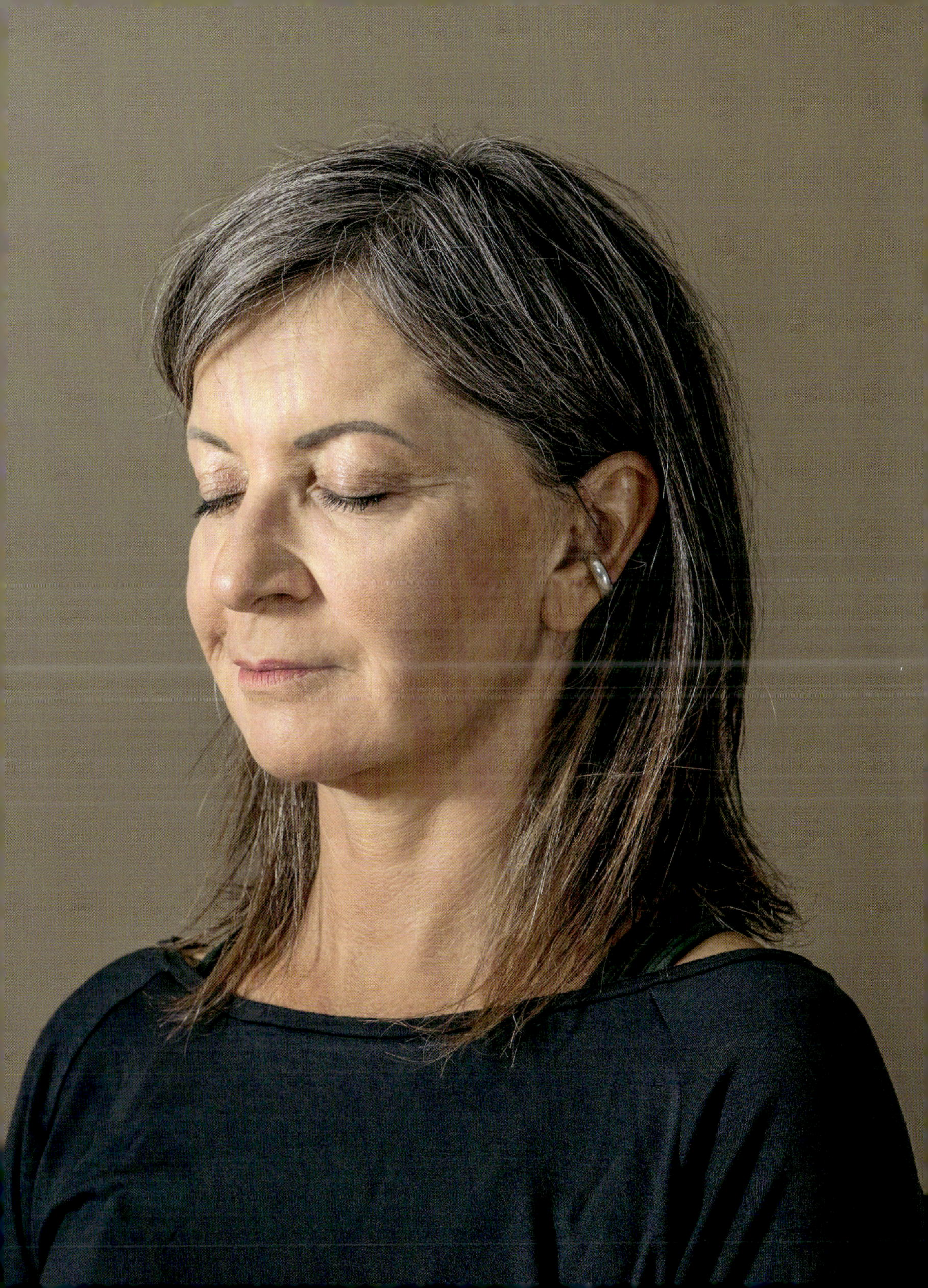

Nachfolgend beleuchte ich die häufigsten Ursachen für Schmerzen in Schultern, Nacken und Handgelenken und werde dir aufzeigen, was du zur Entlastung tun kannst, sodass du eine deutliche Linderung erzielen kannst.

Arthrose

Arthrose zählt zu den degenerativen Formen des Rheuma und kann bei jedem Gelenk auftreten. Am häufigsten betroffen sind Knie, Hüften, Finger und Schultern. Bei Arthrose wird der Gelenkknorpel langsam und stetig abgebaut, sodass bei Bewegung Knochen auf Knochen reibt. Dies reizt die Haut im Inneren des Gelenks und verursacht nicht nur Schmerzen, sondern schränkt auch die Beweglichkeit immer mehr ein. Arthrose zählt zu den Begleiterscheinungen des Alterungsprozesses. Auch eine erbliche Veranlagung scheint eine Rolle zu spielen. Aber auch jüngere Menschen können betroffen sein. Dies entweder durch eine anatomische Fehlstellung (z. B. X-Beine), eine Fehlbelastung bei Übergewicht oder durch Überbelastung bzw. einseitige Belastung im Sport. Typisch für den Krankheitsverlauf ist der Anlaufschmerz nach einer längeren Ruhephase. Sobald das Gelenk sanft durchbewegt wird, lässt der Schmerz nach oder verschwindet. Später treten bei Belastung dumpfe oder stechende Gelenkschmerzen sowie eine Schwellung des betroffenen Gelenkes auf. In einem späteren Stadium schmerzt das Gelenk auch in einer Ruhestellung.

Neuere Studien zeigen, dass sich der Knorpel mit einer gezielten, anti-entzündlichen (= basischen) Ernährung und speziellen Übungen regenerieren kann und dass die Schmerzen unter anderem von der hohen Spannung des umliegenden Gewebes hervorgerufen werden. Betroffenen empfehle ich an dieser Stelle gerne das Buch »Die Arthrose-Lüge« von R. Liebscher-Bracht und P. Bracht.

Tipps für den Alltag

- Sanfte Bewegung ohne Belastung ist der Schlüssel für die Gelenkgesundheit – auch bei Arthrose. Der Gelenkknorpel braucht Bewegung, damit er sich auf- und umbauen kann. Die Gelenkschmiere sorgt für eine optimale Versorgung mit Nährstoffen und hält das Knorpelgewebe elastisch. Fehlt die Bewegung, baut das Knorpelgewebe ab und wird spröde und rissig.

- Physikalische Anwendungen wie Infrarot- und UV-Licht, Wärme- oder Kältebehandlungen, Massage u. v. m. können unterstützend helfen.
- In der Pflanzenheilkunde (Phytotherapie) haben sich Schmerzmittel auf Basis von Weidenrinde oder Teufelskralle bewährt. Auch eine Enzymtherapie kann hilfreich sein.
- Salben und Gele mit z. B. Arnica können lokal helfen.
- Die Magnetfeldtherapie zeigt bei vielen Betroffenen eine schmerzlindernde Wirkung.
- Auch die Akupunktur kann zu einer signifikanten Schmerzreduktion beitragen. Eine längere Behandlungszeit ist empfehlenswert.

Übungen – Do's and Don'ts

- Besonders geeignet für die Gelenke sind therapeutisches Yoga, sanfte Gymnastik, Wassergymnastik, Schwimmen, Radfahren, Spazieren und Wandern auf ebenem Gelände. Zu vermeiden sind Bewegungen unter starker Gelenkbelastung oder Bergablaufen.
- Eine Physio- oder Ergotherapeutin oder eine entsprechend geschulte Yogalehrerin kann individuelle Tipps geben, wie das Muskel-Bindegewebe um das Gelenk herum optimal trainiert wird.

Basische Ernährung und Langsamkeit

Stress, Ärger, Schlafmangel, ungesunde Ess- und Trinkgewohnheiten oder Überlastung im Training und Sport machen den Körper sauer. Dies kann zu schmerzlichen Entzündungen führen. Damit der Körper wieder basisch wird, braucht er Unterstützung – und zwar, indem du dir Ruhe, Regeneration und Erholung gönnst und dich gesund und basisch ernährst. In der Akutphase kannst du auch Basenpulver als Ergänzung nehmen. Längerfristig geht es darum, mehr Balance, Freude, Gelassenheit und Langsamkeit im Leben zu finden.

Rheumatoide Arthritis (RA)

Bei der rheumatoiden Arthritis handelt es sich um die häufigste entzündliche Gelenkerkrankung, die von der Schulmedizin zu den Autoimmunerkrankungen gezählt wird. Die Idee ist, dass ein »fehlgeleitetes« Immunsystem körpereigenes Gewebe (z. B. den Gelenkknorpel) angreift und zerstört. Was der Auslöser für diese Fehlfunktion ist, ist der modernen Medizin nicht bekannt.

Seit Jahrzehnten gilt die RA als Mysterium in der westlichen Medizin. Ein äußerst schmerzvolles zudem. Und so klassifiziert die Schulmedizin alle Krankheitsbilder, die sie nicht wirklich versteht und erklären kann, als eine Autoimmunkrankheit. Frauen sind dreimal häufiger von rheumatoider Arthritis betroffen als Männer. Ebenso wird angenommen, dass der Vererbungsfaktor eine Rolle spielt.

Bei der RA entzündet sich die Innenhaut der Gelenkkapsel, die Gelenkschmiere (Synovia) produziert. Das ist mit starken chronischen Schmerzen und Schwellungen verbunden. Der Verlauf kann langsam schleichend sein oder sich in starken Schüben schnell entwickeln. Es beginnt häufig mit einer Morgensteifigkeit, die über mehrere Stunden anhält. Typisch ist für die RA, dass die Gelenkentzündungen symmetrisch auf beiden Körperseiten auftreten. Zu Beginn sind vor allem kleine Gelenke, wie die der Finger oder Zehen, betroffen. Im weiteren Verlauf dehnt sich die Entzündung auf andere Gelenke (z. B. Schultern, Hüfte, Ellenbogen, Knie) und auch Sehnenscheiden und Schleimbeutel aus. Die chronische Entzündung ist sehr schmerzhaft und schränkt die Funktion der betroffenen Gelenke stark ein. Sie schmerzen auch bei Ruhe, schwellen an, sind druckempfindlich und häufig erwärmt. Mit der Zeit werden der Knorpel sowie andere Strukturen der betroffenen Gelenke auf Dauer zerstört und deformiert. Lebensqualität und Leistungsfähigkeit der Betroffenen sind stark beeinträchtigt.

Zu bedenken ist zudem, dass es bei der Einnahme von Entzündungshemmern (NSAR, nichtsteroidalen Antirheumatika;) und Kortisonpräparaten nach einer gewissen Zeit zu Wasseransammlungen im Gewebe kommen kann. Dies kann Druck auf die verschiedenen Gewebeschichten, z. B. in den Unterarmen ausüben, was karpaltunnelähnliche Schmerzen und Parästhesien auslösen kann.

Übungen – Do's and Don'ts

Regelmäßige leichte Bewegung, Yoga, Mobilisation ohne Belastung oder Gewicht, Hand- und Fußgymnastik sind wichtig, um die Gelenkbeweglichkeit zu erhalten sowie Kraft und Ausdauer zu fördern. Begleitend empfehle ich Methoden wie Autogenes Training, die den Stressabbau fördern und Selbstreflektion ermöglichen.

Degenerative Erkrankungen der Halswirbelsäule

Im Bereich zwischen dem 5. Halswirbel und dem 1. Brustwirbel befindet sich der Plexus brachialis. Dieses Geflecht von Spinalnerven steuert die Funktionen und Bewegungen von Nacken, Schultern und Armen. Die drei großen Armnerven entspringen diesem Nervengeflecht: der Nervus radialis (Speichennerv), der Nervus ulnaris (Ellennerv) und der Nervus medianus (Mittelnerv). Sie versorgen unterschiedliche Bereiche des Arms, der Hände und der Finger. Bei Sensibilitätsstörungen an den Händen kann nur einer der Nerven oder auch alle drei betroffen sein.

Mit zunehmendem Alter baut die Knochensubstanz ab, die Knochen werden spröde (Osteoporose) und die Bandscheiben verlieren an Elastizität, sodass sich der Durchgang zwischen den einzelnen Wirbeln, aus denen die Spinalnerven austreten, verengt. Dies kann die Nerven reizen, sodass dadurch neurologische Missempfindungen in den Armen entstehen.

Auch ein Bandscheibenvorfall in der Halswirbelsäule kann zu Nervenirritationen führen, sodass sich in dessen Versorgungsgebiet im Körper dann Missempfindungen und Schmerzen zeigen.

Gelenkanatomie

Ein Gelenk besteht aus mindestens zwei Knochen, die von einer Gelenkkapsel und Bändern umgeben sind. Die Anordnung der Bänder und die Form des Gelenks sind verantwortlich für die Bewegungsmöglichkeiten des Gelenks. Die Knochenhaut, die sich um den Knochen legt, ist mit empfindlichen Wahrnehmungsfühlern (Rezeptoren) ausgestattet. Die Enden der Knochen überzieht eine dünne Knorpelschicht und bildet einen Puffer, damit nicht Knochen auf Knochen reibt. Die Gelenkschmiere (Synovia) erlaubt ein geschmeidiges, reibungsloses Bewegen.

Tipps für den Alltag und Do's and Dont's

Regelmäßige, auch kraftintensive Yoga-Praxis, Funktionsgymnastik, Pilates, Myofascial Release, Myofascial Stretch sowie gezieltes Krafttraining haben sich als hilfreich und unterstützend erwiesen. Auf eine Ernährung achten, die ausgewogen ist und die Knochen stärkt.

Verspanntes Myofasziensystem der Schulter-Nacken-Region

Eine Fehlhaltung, lange sitzende Tätigkeiten, zu wenig bzw. zu einseitige Bewegung können zu einer chronischen Verspannung im Muskel-Bindegewebe (zur Erinnerung: Muskel = Myo, Bindegewebe = Faszie) führen. Wir sitzen heute viel zu viel. Dabei verharren wir über eine längere Zeit in einer sogenannten Sitz-Beuge-Haltung: Der obere Rücken ist gerundet, der Brustkorb eingesunken, die Schultern eingefallen und vorverlagert, die Oberarme eingedreht, der Kopf etwas nach vorne geschoben und gehoben. Es entsteht eine Fehlspannung im ganzen System: Der kleine Brustmuskel (M. pectoralis), der wie der V-Ausschnitt eines Pullovers von der vorderen Schulter Richtung Brust-

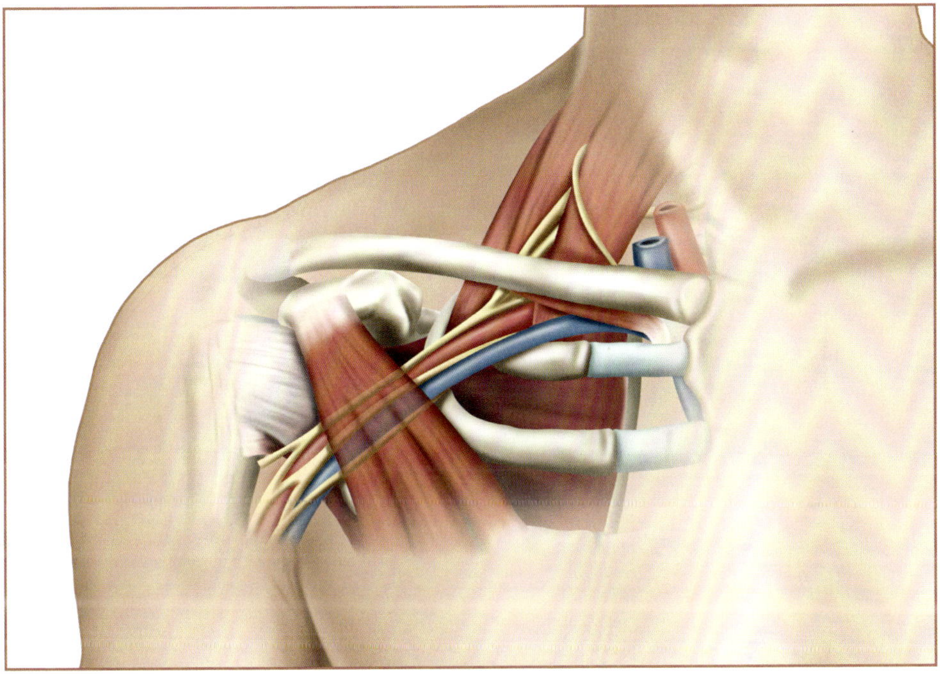

Das Thoracic-Outlet-Syndrome erzeugt Druck auf Nerven und Blutgefäße.

bein zieht, verklebt in seiner bindegewebigen Hülle, die Treppenmuskeln (M. scaleni) sowie der Kopfwender (M. sternocleidomastoideus) am seitlichen Hals sowie das myofasziale System des Nackens und oberen Rückens sind in einer Dauerkontraktion und verhärten. Die verspannten seitlichen Nackenmuskeln und der kleine Brustmuskel können dabei einen Druck auf die Nerven verursachen, die in den Arm gehen.

Übungen – Do's and Don'ts

- Übungen aus dem Myofascial Release für den Rücken, die Schulterregion, den Brustkorb (vorne und seitlich) sowie für den Kopf haben sich als hilfreich erwiesen.
- Unterstützend sind Lockerungsübungen und Myofascial Stretch.
- Die Übung »Skorpion mit Kraftimpuls« (Seite 93) eignet sich gut, um diese Region zu entlasten.

Sehnenscheidenentzündung und Schulterimpingement

Als Ursache für Beschwerden im Schulter- oder Handgelenk kommt auch eine Sehnenscheidenentzündung in Frage, die oft durch eine Überbeanspruchung und Überbelastung des Handgelenks bzw. der Schulter entsteht. Besonders betroffen sind Menschen, die viel am Computer arbeiten und durch unbewusste Spannungsmuster oder eine fehlende Ergonomie am Arbeitsplatz (Mausarm, C6-Syndrom) Fehlhaltungen entwickeln, Musikerinnen (Klavier, Geige etc.), Masseurinnen und Manualtherapeutinnen. Eine solche Entzündung kann entstehen bei einer starken körperlichen Belastung, z. B. beim Sport (Tennisellenbogen) oder im Yoga (schnelle, exzessive vinyasas, Schulterimpingement (Ashtangaschulter) oder generell bei einer dauerhaft gleichförmigen Bewegung, die verspannt ausgeführt wird (z. B. Hanteltraining, Rudern).

Was sind eigentlich Sehnen?

Als Sehnen werden der bindegewebige Anfang bzw. das Ende eines Muskels bezeichnet. Sehnen verbinden Muskeln mit Knochen, bestehen aus Bindegewebe und gehören zum Fasziensystem des Körpers. Sie werden von anderen Bindegewebshäuten (Sehnenscheiden) umhüllt und vor übermäßiger Reibung geschützt.

Die Symptome einer Sehnenscheidenentzündung in den Händen können denen eines Karpaltunnelsyndroms ähneln. Typisch sind starke ziehende oder stechende Schmerzen, wenn die Hände oder Unterarme bewegt werden. Beim betroffenen Gewebe kann ein »Knirschen« ertastet werden. Muskel-Bindegewebsverspannungen in den Beugemuskeln der Finger und Hände oder im Unterarm sind in den meisten Fällen verantwortlich für Symptome ähnlich einer Sehnenscheidenentzündung. Werden die verklebten Myofaszien bearbeitet, lassen die Schmerzen nach. Ist die Entzündung auf eine bakterielle Infektion zurückzuführen, kann mittels Blutprobe der Erreger festgelegt und die Therapie begonnen werden (oft mit einem Antibiotikum).

Wenn eine Sehne (z. B. die Supraspinatussehne unter dem Schulterdach) durch eine dauerhaft falsche Haltung oder Überlastung übermäßig unter Spannung gerät und am Knochen reibt, rauen die Wände der Sehnenscheide auf und das Bindegewebe verdickt sich. Durch die entstehende Enge wird der Druck auf die Sehne erhöht, die Reibung verstärkt sich, ist oft auch hörbar und eine Entzündung kann entstehen.

Zu einem Schulterimpingement kann es kommen, wenn eine Fehlhaltung vorliegt und Kraftimpulse auf diese Fehlhaltung einwirken. Das verstärkt die Fehlspannungen. Durch den Rundrücken kommt es zu einer ungünstigen Position des Schulterblatts sowie des Oberarmknochens in der Gelenkpfanne. Es gibt einen Engpass zwischen Schulterdach und Oberarmkopf, bei dem Weichteile eingeklemmt werden können. Oft betroffen ist die Supraspinatussehne bzw. der Schleimbeutel.

Schmerzen entstehen hauptsächlich beim seitlichen Heben der Arme oder auch nachts bei Seitenschläferinnen.

Vielfach ist auch das myofasziale Gewebe um den kleinen Brustmuskel verklebt, der Trapezius und der Schulterblattheber sind überspannt. Für die Schmerzlinderung ist es enorm wichtig, die myofaszialen Verspannungen zu lösen und ein neues Spannungsmuster einzuüben. Dazu gehört Folgendes: Rotatoren lösen und stärken. Serratus anterior und Brustmuskel für ein neues Spannungsmuster trainieren.

Tipps bei Schulterimpingement

- In der akuten Phase ruhig stellen, damit die Entzündung abnimmt.
- Schonung, bis die Entzündung abnimmt, danach Bewegung ohne Belastung, leichte Mobilisationen.
- Natürliche Entzündungshemmer zur Unterstützung einnehmen.
- Salben verwenden, die die Entzündung und Schwellung mindern (z. B. Arnika).
- Was tut gut: Wärme oder Kälte?
- Abwechslung in Bewegungsabläufe bringen.
- Körperwahrnehmung schulen – Haltung bewusst wahrnehmen und spüren, wann Verspannung eintritt.

- Öfter Pausen machen.
- Eine Entzündung geht immer Hand in Hand mit einer Übersäuerung des Körpers. Deshalb kann eine basische Ernährung den Körper im Heilungsprozess unterstützen. Unterstützen kannst du das zusätzlich mit der Einnahme von entzündungshemmenden Kräutern und Tees.

Schleimbeutelentzündung in der Schulter

Die Schleimbeutel können sich durch eine mechanische Reizung wie bei einem Schulterimpingement (siehe oben) entzünden. Manchmal sind auch Infektionen, Kalkablagerungen oder rheumatische Erkrankungen mögliche Ursachen. Bei einer Schleimbeutelentzündung schmerzen Bewegungen auf Schulterhöhe oder über Kopf, und zwar sowohl in der Bewegung als auch in der Ruhestellung. Oft ist die Bewegung eingeschränkt und die Schulter geschwollen und erwärmt. Wichtig ist die Kühlung der betroffenen Stelle und eine temporäre Schonung. Leichte Bewegung im Sinne einer Mobilisation und ohne Kraftaufwand und Druck ist wichtig.

Schmerzen durch Hochatmung

Schmerzen bedeuten für unseren Körper Stress. Vielfach zeigt sich das auch an der Art, wie wir atmen. Der Atem ist unregelmäßig und flach mit einer Tendenz zur sogenannten »Hochatmung«. Das bedeutet, dass die Atemhilfsmuskeln wie der Brustmuskel (M. pectoralis), die Treppenmuskeln am seitlichen Hals (M. scaleni) und der Kopfwender (M. sternocleidomastoideus) mehr arbeiten. Durch diese Fehlatmung verspannen sich die Muskeln immer mehr und können die Armnerven komprimieren, was zu den bekannten Missempfindungen führen kann (= Pectoralis-Minor-Syndrom, Thoracic-Outlet-Syndrom).

Frozen Shoulder – Schultersteife

Die Schultersteife ist oft die Folge von entzündlichen oder arthrotischen Veränderungen des Schultergelenks. Sie baut sich schleichend über Jahre auf und geht mit einer schmerzbedingten Bewegungseinschränkung der Schulter einher, bei welcher das Gewebe verklebt, austrocknet und schrumpft. Die Frozen Shoulder kann auch nach einem Sturz oder nach Überbelastung auftreten, z. B. im Yoga bei falsch ausgeführten Stützhaltungen bzw. Abläufen (im Übergang von Brett in den heraufschauenden Hund). Bei Menschen mit Stoffwechsel- und Hormonstörungen (Diabetes mellitus, Schilddrüsenunterfunktion, Fettstoffwechselstörung u. Ä.) tritt sie öfter auf, manchmal auch beidseitig. Die typischen Schmerzen entstehen vor allem beim Ein- und Ausdrehen des Arms bzw. beim Abspreizen und Anheben. Die Krankheit verläuft in mehreren Phasen und es kann bis zu vier Jahre dauern, bis die Schmerzen zurückgehen und die Beweglichkeit wieder zunimmt. In der ersten Phase (Entzündung) schmerzt die Schulter stark, vor allem auch nachts. Das kann mehrere Monate und sogar über ein Jahr dauern. Danach klingen die Schmerzen ab und die Schulter wird steif – sie lässt sich kaum noch heben oder drehen. In der dritten Phase kehrt die Beweglichkeit langsam wieder zurück. Bewegung ist essenziell, um die Beweglichkeit und Funktionalität wiederherzustellen.

Tipps für den Alltag

Schonung, bis die Entzündung abnimmt, danach tägliche Mobilisationen des ganzen Gelenks ohne Kraft und Druck, und zwar bis an die Schmerzgrenze. Zudem wenige (bis maximal drei) ganz, ganz langsame, schmelzende Rollbewegungen mit den Myofascial-Tools über das Gewebe, damit Kollagen abgebaut wird. Schwierig ist es, die richtige Dosierung zu finden. Achte unbedingt darauf, dass du das Gewebe nicht zu sehr reizt, da ansonsten die Entzündung wieder einsetzt. Eine basische Ernährung kann den Körper im Heilungsprozess unterstützen, ebenso wie natürliche Entzündungshemmer.

Chronische Nackenverspannungen und Spannungskopfschmerzen

Im Alltag nehmen wir oft eine ungünstige Haltung ein, vor allem, wenn wir am PC sitzen: Der Rücken ist gebeugt, der Schultergürtel unphysiologisch vorverlagert, die Oberarme nach innen gedreht. Der verstärkte Rundrücken hat zur Folge, dass auch im Bereich der Halswirbelsäule und des Nackens kompensiert wird: Der Bereich wird stark geknickt und zudem wird der Kopf leicht nach vorne geschoben und das Kinn gehoben, sodass die Nackenmuskulatur permanent überlastet ist, weil sie den etwa 5–7 Kilogramm schweren Kopf tragen muss. Durch die Fehlhaltung kommt es häufig auch zur Verkürzung der Supraspinatussehne mit reaktiven Überlastungsbeschwerden am Schultergürtel sowie zu einer Verklebung des kleinen Brustmuskels, der dadurch eine Enge bzw. einen Druck auf die Armnerven erzeugen kann. Das Gewebe beginnt zu verspannen und zu verkleben, kann das Wohlbefinden beeinträchtigen und die Lebensqualität mindern.

Bei allgemeinen Verspannungen und verschiedensten Schmerzen in den Regionen der Schultern, des Nackens und des Kopfs spielt also der Zustand des Bindegewebes eine wesentliche Rolle. Der Heilungsprozess beginnt deshalb in den Faszien. Können die verklebten Faszien gelöst werden, können dadurch Schmerzen und Steifigkeit gelindert werden.

Durch die physiologisch ungünstige Körperhaltung sind bei den meisten von uns die kurzen Nackenmuskeln chronisch verspannt. Sie übertragen ihre Spannung auf die Kopffaszie und üben Druck auf die Nerven aus, sodass Spannungskopfschmerzen entstehen können.

Im Kapitel »Nacken« (Seite 51) findest du weitere Informationen und auch Tipps, wie du Spannung in diesem Bereich lösen kannst.

Myofasziales Schmerzsyndrom und Triggerpunkte

Zahlreiche und umfangreiche Studien zeigen, dass dauerhaft verspannte Bereiche im Muskel-Bindegewebe (= Triggerpunkte) und das myofasziale Schmerzsyndrom zu den häufigsten Ursachen für chronische Schmerzen am Bewegungsapparat zählen. Allerdings wird das in der klassischen Schulmedizin und Schmerztherapie leider immer noch selten erkannt. Vielfach werden fälschlicherweise Arthrose, Rheumatoide Arthritis, Karpaltunnelsyndrom oder Sehnenscheidenentzündung bei Missempfindungen und Schmerzen in den Händen und Schultern diagnostiziert, obwohl Triggerpunkte und das myofasziale Schmerzsyndrom die wahre Ursache sind.

Diese Fehldiagnosen haben zur Folge, dass die konservativ-schulmedizinischen Behandlungen wenig erfolgreich sind. Sobald wieder belastet und die übliche Tätigkeit aufgenommen wird, kommen die Beschwerden zurück. Die Erfahrung von vielen Manual- und Körpertherapeutinnen zeigt, dass die wahre Ursache in den Myofaszien zu finden ist.

Tipps für die Übungen:

Yoga kann dabei helfen, ein verfeinertes Körper- und Bewegungsgefühl zu bekommen, damit du früher wahrnehmen kannst, wenn du dich bei etwas verspannst oder eine ungünstige Haltung einnimmst.

Die myofaszialen Release-Techniken und die Selbstmassage mit den verschiedenen Myofascial-Tools lösen Verklebungen, unterstützen den Umbau des Gewebes und schaffen mehr Raum und Leichtigkeit.

Karpaltunnelsyndrom (CTS)

Als Karpaltunnel wird eine fasziale, tunnelartige Sehnenscheide bzw. ein bindegewebiges Querband über dem Handwurzelknochen am Handballen bezeichnet, durch die der Mittelarmnerv (Nervus medianus) und die Beugesehnen der Hand verlaufen.

Die Handwurzelknochen formen eine Rinne, die nach oben von einer Bindegewebsplatte (Retinaculum flexorum) überdacht wird. In der Mulde und dem gebildeten Kanal verlaufen die Beugesehnen der Finger und der Medianusnerv. Letzterer ist für den Daumen, Zeigefinger und Mittelfinger zuständig.Die Innenseite des bindegewebigen Durchgangs ist mit einem Flüssigkeitsfilm (Synovia) überzogen, damit die Sehnen wenig Reibung erfahren und mühelos gleiten können.

Wird der Nervenkanal verengt, z. B. durch eine Fehlstellung des Arms oder der Hand, durch eine Verdickung bzw. Vermehrung des bindegewebigen Gewebes oder durch Wassereinlagerungen im Gewebe (bei Schwangerschaft, in der Menopause, einer Langzeiteinnahme von Kortison oder einer Glutenunverträglichkeit), kommt es zu einer Einengung und einem starken Druck auf den darin liegenden Nervenstrang.

Ein Karpaltunnelsyndrom betrifft immer mehr auch Kraftsportlerinnen und andere Trainierende. Die Beschwerden verstärken sich in der Regel bei einer fixierten Beugestellung der Hand, wie sie beim Halten eines Buchs, Smartphones oder Lenkrads entstehen. Im Schlaf sind die Handgelenke oft gebeugt, weswegen gerne zum Schlafen Schienen empfohlen werden, die das Abknicken der Hände verhindern. Allerdings sollten Schienen nur kurzzeitig eingesetzt werden, da durch die Ruhigstellung das Bindegewebe verklebt und steif wird. Das kann dann die Schmerzen verstärken.

Erste Symptome sind meist nächtlich auftretende Schmerzen, die von der Hand in den Arm ausstrahlen. Das mit dem Syndrom verbundene Kribbeln, die Taubheit und die Schmerzen treten am Anfang mehrheitlich im Daumen, Zeigefinger und Mittelfinger auf und können sich im weiteren Verlauf auf die ganze Hand, den Unterarm und bis zur Schulter hinauf ausbreiten. Bei einem

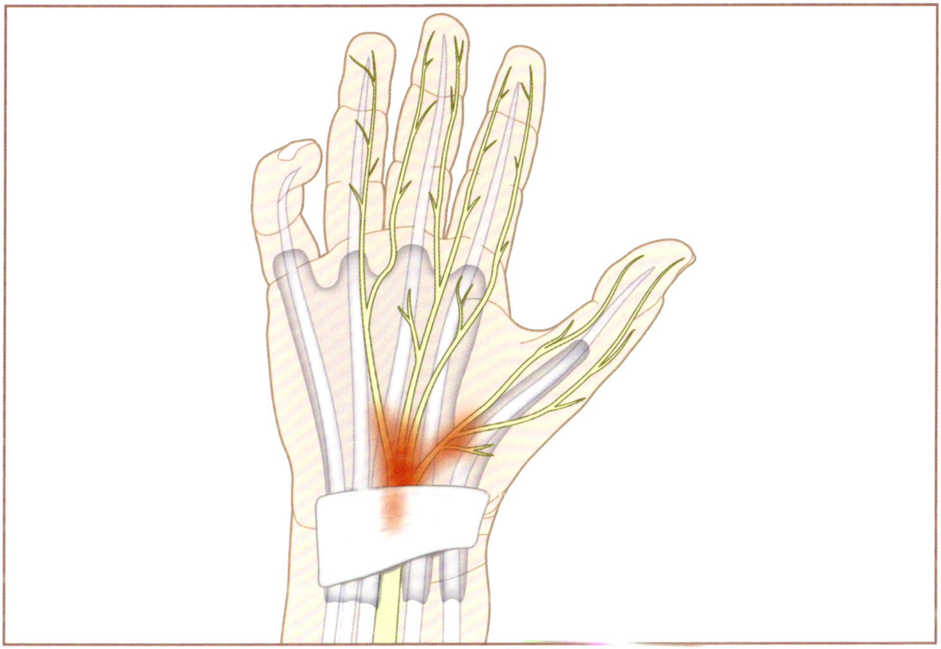

längeren und unbehandelten Verlauf der Beschwerden kommt es durch die Kompression des Nervs zu einem Muskelschwund (Atropie) am Daumen. Als Folge davon entsteht eine Bewegungseinschränkung beim Greifen und ein damit einhergehender Kraftverlust in der Hand.

Für das Karpaltunnelsyndrom können meistens keine klaren Ursachen ermittelt werden. Ursache können Grunderkrankungen wie z. B. rheumatoide Arthritis (RA), Arthrose oder eine Stoffwechselerkrankung (Gicht) sein. Wenn der Grund definiert werden kann, unterscheidet man zwischen lokalen und systemischen Ursachen.

Lokale Ursachen sind z. B. Ganglien, Tumore, Sehnenscheidenentzündungen, knöcherne Fehlstellungen nach Brüchen, Stauchungen oder Verrenkungen. Systemische Ursachen sind beispielsweise hormonelle Veränderungen bei einer Schilddrüsenüberfunktion oder in der Schwangerschaft bzw. in den Wechseljahren und bei Gicht.

Ein »echtes« Karpaltunnelsyndrom ist selten. Viel eher handelt es sich um ein myofasziales Schmerzsyndrom (z. B. Hypertonus der Flexoren), auch Triggerpunkte können involviert sein. Man spricht dann von einem »Pseudo-Karpaltunnelsyndrom«, bei welchem es oft verspannte Myofaszien und Triggerpunkte in den Armen und am Schulterblatt sowie Verspannungen der seitlichen Halsmuskeln (Scaleni-Muskeln und Sternocleidomastoideus) und des kleinen Brustmuskels sind, die die gleichen Symptome aufweisen wie ein Karpaltunnelsyndrom.

Tipps für den Alltag

- Vermeide nach Möglichkeit eine mechanische Überlastung sowohl im Alltag als auch im Yoga, Pilates, Fitnesstraining oder Sport. Gegebenenfalls ist es in Ausnahmefällen kurzzeitig (!) sinnvoll, das Handgelenk während der Nacht mit einer gepolsterten Schiene ruhig zu stellen.
- Zudem empfehle ich dir, für etwa zwei Wochen Gluten (ggf. auch Soja, Mais und Milchprodukte) von deinem Speiseplan zu nehmen und den Salz- und Zuckerkonsum zu reduzieren.

Übungen – Do's and Don'ts

Ab Seite 140 findest du Übungen, die die myofaszialen Strukturen der Hände und Handgelenke lösen. Die Übungen sind besonders nachhaltig, wenn du sie in deinen Alltag als aktive Bewegungspausen einplanst. Dabei reichen oft 1–2 Minuten pro Bewegungspause. Damit durchbrichst du monotone, fixierte Positionen und löst das Gewebe.

Sensibilitätsstörungen und Missempfindungen

Für die Vielzahl an Sensibilitätsstörungen findet die klassische Schulmedizin wenig Erklärungen, meist wird schlicht eine Nervenschädigung oder systemische Erkrankung diagnostiziert. Meine Erfahrung zeigt, dass verklebtes Bindegewebe an Armen und Händen meist die Ursache von Missempfindungen ist. Diese rühren nicht von den Nerven, sondern vielmehr von den Nervenendigungen, Rezeptoren und Sensoren, die in den Faszien angesiedelt sind.

Meist fühlen sich die Körperstellen kühler an, da sie weniger durchblutet werden, die Missempfindung kann bis in die Schultern ausstrahlen. Da geschmeidige Bewegungen nicht mehr möglich sind, spürt man die Verhärtungen auch von außen: Das Gewebe fühlt sich hart an, lässt sich kaum anheben oder verschieben.

Die Verklebung hat aber noch deutlich mehr Auswirkungen: Zudem wird der Zellstoffwechsel beeinträchtigt, die Nährstoffe gelangen nicht ins Gewebe, Abbauprodukte werden nicht aus dem Körper transportiert, Lymphfluss und Durchblutung sind gestört, das Gewebe übersäuert und, und und.

Tipps für den Alltag, Übungen

- Viel trinken, vielseitig bewegen, auf eine ausgewogene und qualitativ hochwertige Nährstoffzufuhr achten, basische Ernährung
- Lymphdrainagen
- Myofascial Release
- Triggerpunktbehandlung, Dry Needling

ANATOMIE MIT PRAKTISCHEN TIPPS

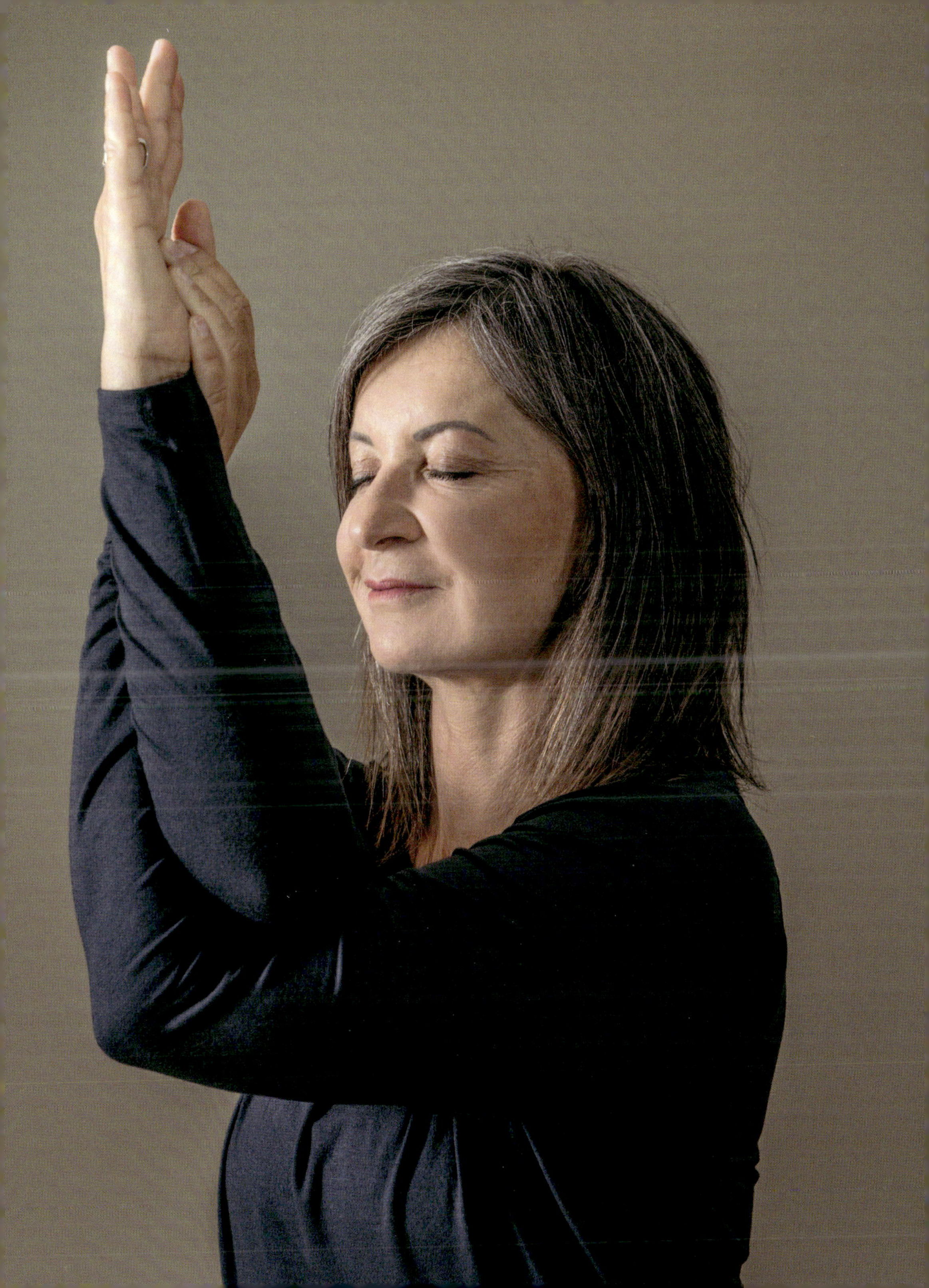

Oft werden wir uns erst bewusst, wie stark wir beispielsweise die Schultern beanspruchen, wenn es nicht mehr reibungslos miteinander zusammenspielt. Dann werden ganz alltägliche Tätigkeiten wie das Waschen, Föhnen oder Frisieren der Haare, das Abtrocknen nach dem Duschen, das An- und Auskleiden oder Schlafen zu einer schmerzvollen Herausforderung.

Die Schulter-Nacken-Region ist enorm anfällig für Verspannungen. Das hat verschiedenste Gründe. Einer liegt in der Anatomie. Ein anderer an ungünstigen Alltagshaltungen und monotonen Bewegungen. Zudem entwickeln wir während unseres Lebens Vorlieben, Abneigungen und Gewohnheiten. Dies wirkt sich auf der Körperebene so aus, dass wir aus der potenziellen Bewegungsvielfalt, die uns zur Verfügung steht, nur eine eingeschränkte Auswahl an Bewegungen nutzen. Der Körper reagiert auf diese unausgeglichene Beanspruchung und passt sich allmählich diesem einseitigen Bewegungs- und Haltungsmuster an.

Wir leben in einer Sitzgesellschaft und verbringen einen erstaunlich großen Anteil des Tages in einer sogenannten Sitz-Beuge-Haltung: Wir sitzen am Arbeitstisch, oft vor dem Rechner, beim Mittagessen sitzen wir am Tisch, in den Pausen checken wir Social Media am Smartphone und fahren nach der Arbeit im Auto (Zug, Bus etc.) nach Hause – und wir sind größtenteils immer in einer gebeugten Haltung. Diejenigen, die fit sind, fahren mit dem Fahrrad – doch auch da sitzen wir in einer Beugehaltung. Abends dann essen am Tisch oder fernsehen, gamen – alles wieder in der Sitz-Beuge-Haltung. Nachts kuscheln wir uns dann in einer Embryohaltung ein.

Das ungünstige Haltungsmuster sieht in der Regel so aus: Der Rücken ist nach vorne gebeugt, der Schultergürtel vorverlagert, die Oberarme eingedreht. Der Brustkorb ist eingesunken, wodurch die Verkrümmung der Wirbelsäule verstärkt ist, und zum Ausgleich, um sehen zu können, was vor sich geht, heben wir den Kopf und schieben das Kinn nach vorne. Man spricht von einer kompensatorischen Hyperlordosierung der Halswirbelsäule.

Bei langem Sitzen und Arbeiten am PC in einer Sitz-Beuge-Haltung passt sich der »Faszienstrumpf« bestmöglich an, indem er sich in dieser »Rundrückenposition« verfestigt. Ganz ähnlich, wie sich bei einem Cowboy die Faszien an der Innenschenkelseite stärker ausbilden, geschieht dies auch bei den »Schreibtisch-Jockeys«: Sie entwickeln ein steiferes Gewebe über den oberen Bereich des Rückens. Die Konsequenz ist, dass das aufrechte Sitzen plötzlich als anstrengend erlebt wird, der Schulter-Nacken-Bereich wird hart und schmerzt. Dies führt zu einem Ungleichgewicht im Spannungsnetzwerk des gesamten Körpers. Durch die Fehlhaltung kommt es häufig auch zu Überbelastungserscheinungen der Supraspinatus- und Bizepssehne mit reaktiven Beschwerden am Schultergürtel und in der Region des Nackens.

Schultergelenk, Schultergürtel, Schulterblatt und Schlüsselbeine

Die komplexe Bauweise des **Schultergelenks** ermöglicht eine enorme Bewegungsvielfalt – macht es aber auch anfälliger für Verletzungen. Das Schultergelenk besteht aus dem Schulterblatt und dem Oberarmkopf. Diese beiden Knochen bilden eine untiefe Gelenkpfanne. Das Schultergelenk ist ein Kugelgelenk wie das Hüftgelenk auch – nur noch beweglicher.

Die Anatomie ermöglicht eine große, kreative Bewegungsfreiheit für die Arme und Hände in alle Richtungen. Für Stabilität sorgt beim Schultergelenk die umliegende Muskulatur. Das ist anders als beim Hüftgelenk, bei dem die Gelenkstabilität durch die tiefe Gelenkpfanne gewährleistet ist. Beim Schultergelenk sorgen alle umliegenden Muskeln durch eine optimale Zentrierung des Oberarmkopfs sowohl für Stabilität als auch für wohlkoordinierte Bewegungen.

Und genau jetzt wird vielen klar: Da, wo viele Muskeln sowohl für Stabilisierung als auch für größtmögliche freie Bewegung zuständig sind, da, wo so viel Koordinationsaufwand wichtig ist, können schnell ungünstige Spannungsmuster entstehen.

Der **Schultergürtel** besteht insgesamt aus vier Knochen: zwei Schulterblät-

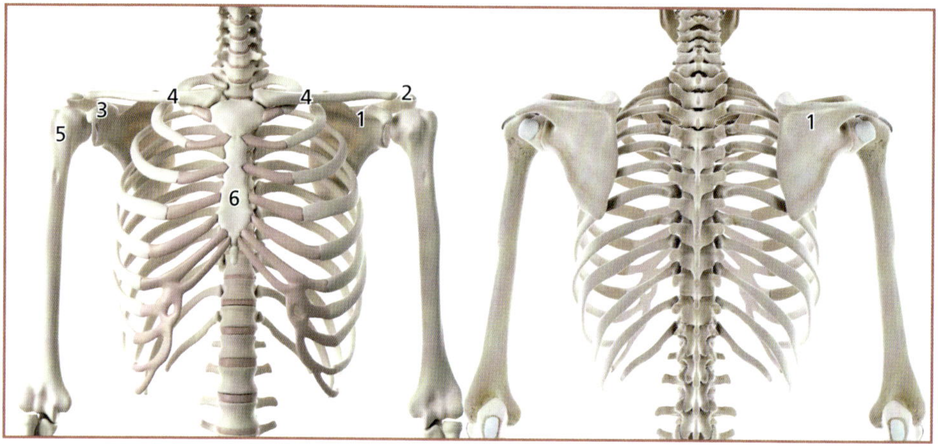

Brustkorb von vorne und von hinten

tern und zwei Schlüsselbeinen (4). Weil die Oberarmknochen bei fast allen Bewegungen des Schulterblatts beteiligt sind, gehören sie zum Funktionskomplex des Schultergürtels dazu. Es können insgesamt vier Gelenke lokalisiert werden: eines bei der Verbindung zwischen Oberarm und Schulterblatt, eines in der Verbindung zwischen Schulterblatt und Schlüsselbein, das dritte zwischen Schlüsselbein und Brustbein. Das vierte Gelenk ist eigentlich keines. Es verhält sich nur so. Es ist die Verbindung zwischen dem Schulterblatt und dem Brustkorb.

Das **Schulterblatt** (scapupla (1)) erinnert von seiner Form her an den Kontinent Afrika. Die untere Spitze, der Süden, weist in Richtung der Sitzhöcker. Ein markanter Gebirgszug (die Schulterblattgräte, spina) verläuft quer von einer Seite zur anderen. Am Ende der Gebirgskette befindet sich eine Klippe (Schulterhöhe, acronium (2)), unter der sich der Oberarmkopf (humerus (5)) befindet. Die innere Kante des Schulterblatts verläuft praktisch senkrecht und parallel zur Wirbelsäule und ist etwa 3–5 Zentimeter von der Wirbelsäule entfernt.

Bei Armbewegungen gleitet das Schulterblatt auf dem Brustkorb. Dabei setzen etwa 16 Muskeln an diesem kleinen Knochen an und sorgen für wohlkoordinierte Armbewegungen. Vielen Menschen ist nicht bewusst, dass – obwohl das Schulterblatt auf dem Rücken am Brustkorb aufliegt – es eine bedeutende Verbindung zur Vorderseite des Körpers hat, nämlich beim Rabenschnabelfortsatz (processus coracoideus (3)). Ihn kannst du gut fühlen, weil diese Stelle bei vielen Menschen empfindlich reagiert. Du kannst ihn ertasten, wenn du mit deinen Fingern in die Kuhle gleitest, die sich am Ende der Schlüsselbeine und vor dem Oberarmkopf befindet. Am Rabenschnabelfortsatz setzen drei Muskeln an. Einer ist der kleine Brustmuskel (pectoralis minor) und zwei ziehen an den Oberarm. Der kleine Brustmuskel befindet sich durch unsere Fehlhaltung mehrheitlich in einem spannungsgeladenen Zustand. Er zieht das Schulterblatt nach vorne und aus seiner Balance, sodass hinten zwischen den Schulterblättern eine Gegenspannung entsteht, weil die anderen Muskeln versuchen, diese Fehlspannung auszugleichen.

Das **Schlüsselbein** (clavicula (4)) ist ein in sich geschwungener zarter Knochen. Er fungiert als »Abstandhalter« für die Arme, damit sie einerseits an der Seite des Oberkörpers hängen und andererseits dem Brustkorb nicht in die Quere kommen. Der ganze Schultergürtel ist über das Minigelenk zwischen Schlüsselbein und Brustbein (sternum (6)) mit dem Oberkörper verbunden. Zudem setzen an diesem feinen Knochen enorm viele große Muskeln an: Teile des Trapezmuskels (trapezius), des Kopfwenders (sternocleidomastoideus) und der große Brustmuskel (pectoralis major). Wenn die Bewegung der Arme beeinträchtigt ist, lohnt es sich, diesen zarten Knochen zu befreien und das myofasziale Gewebe darum zu lösen.

Muskeln des Schultergelenks und Schultergürtels

Stelle dir das Schultergelenk als Nabe in einem Rad vor: Alle Muskeln des Schultergürtels sind sternförmig um diese Radnabe angeordnet. Durch diese Anordnung entsteht eine maximale Bewegungsfreiheit in den Armen. Es sind jedoch auch die gleichen Muskeln, die für Stabilität sorgen und dafür, dass der Oberarmknochen nicht aus dem Gelenk fällt. Es braucht also einen riesigen Koordinationsaufwand, um all die an der Bewegung beteiligten Muskeln im Gleichgewicht zu halten. Du kannst ahnen, dass genau da auch die Herausforderung liegt: Die »Kommunikation« ist enorm wichtig und kann leicht gestört werden, sodass ein Muskel nicht »weiß«, ob er festhalten oder loslassen soll. So wird das Zusammenspiel mit allen anderen Muskeln, die an der Bewegung bzw. Stabilisation beteiligt sind, gestört. Für einen geschmeidigen, großen Bewegungsumfang im Schultergelenk braucht es also nicht nur Kraft und Beweglichkeit, sondern vor allem Koordination und ein gewisses Körpergefühl und Bewegungsbewusstsein.

Der Trapezmuskel

Der Trapezmuskel (trapezius (1)) besteht aus drei Bereichen: einem absteigenden, einem mittleren und einem aufsteigenden Teil.

Der absteigende Teil setzt am Hinterkopf und an den Dornfortsätzen der Halswirbelsäule an und zieht bis nach vorne zu den Schlüsselbeinen und zu einem Teil des Schulterblatts. Seine Funktion besteht darin, das Schulterblatt zu heben (Elevation), zudem hilft er beim Drehen (Rotation).

Der mittlere, horizontal verlaufende Teil zieht von den Dornfortsätzen der Brustwirbelsäule zum oberen Teil der Schulterblattgräte. Seine Funktion besteht darin, die Schulterblätter zusammenzuziehen (Adduktion).

Der aufsteigende Teil verläuft von den Dornfortsätzen der Brustwirbelsäule bis zum inneren und unteren Teil der Schulterblattgräte. Seine Funktion ist es, das Schulterblatt nach unten zu bewegen (Depression). Zudem hilft er mit bei dessen Drehung (Rotation). Wird der Arm über 90 Grad gehoben, wird er bei der

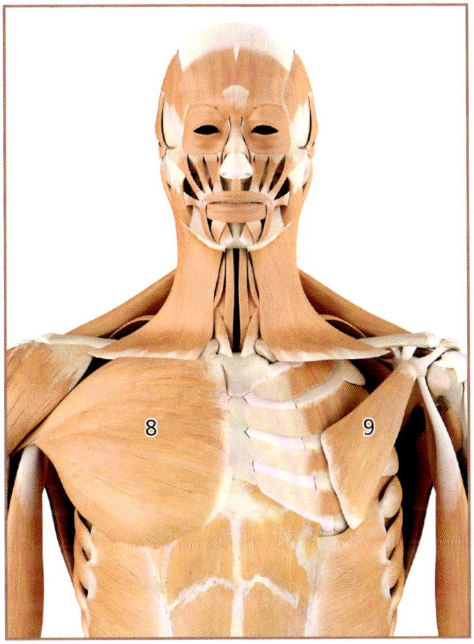

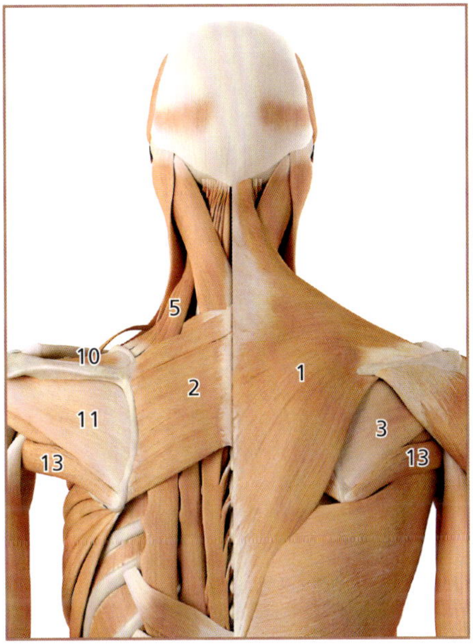

Muskeln des Schultergelenks und Schultergürtels

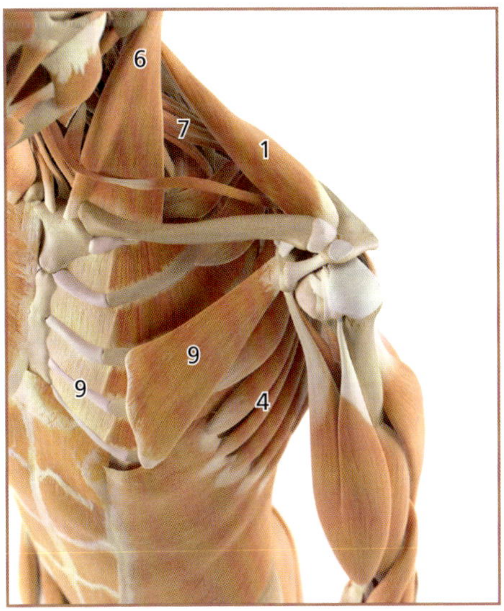

Drehung vom Sägemuskel (serratus anterior (4)) unterstützt.

Der Trapezius ist eine Schlüsselstelle, wenn es um die Entspannung der Schulterregion geht. In der Sitz-Beuge-Haltung, wenn der Kopf vorgeschoben wird, kommt mehr Spannung auf den oberen Anteil des Trapezius und er wird überlastet. Zudem ist der Trapezmuskel, entwicklungsgeschichtlich gesehen, als »Kiemenheber« angelegt und zählt deshalb zur Kopfmuskulatur. Sind wir gestresst, können wir spüren, dass er auch heute noch die Tendenz hat, sich kopfwärts zurückzuziehen und den gesamten Schultergürtel mitzunehmen.

Die Rautenmuskeln und der Rundmuskel

An der Innenkante des Schulterblatts liegen der große und kleine Rautenmuskel (rhomboideus major und minor (2)), die das Schulterblatt mit den Dornfortsätzen der Brustwirbelsäule verbinden. Darüber befindet sich der horizontale Anteil des Trapezius (1). Seine Funktion ist es, im Zusammenspiel mit den vorderen Sägemuskeln (serratus anterior (4)) und dem großen Rundmuskel (teres major (3)), die Position des Schulterblatts bei jeder Armbewegung optimal zu führen.

Der große Rundmuskel (teres major (3)) ist der Gegenspieler zum Rautenmuskel (2). Er hilft dabei, das Schulterblatt in Richtung Arm zu ziehen. Der kleine und große Rundmuskel (3 + 13) bilden die hintere Achselfalte und sind bei den meisten Menschen total verklebt und in der Funktion beeinträchtigt. Das bewusste Lösen der Verklebungen in diesem Bereich verringert den Druck auf das Schultergelenk, sodass die Beweglichkeit der Arme zunimmt, während sich das Schultergelenk frei anfühlt.

Der Sägemuskel

Bei gut trainierten Menschen sieht dieser Muskel aus wie die Zähne einer Säge. Daher auch sein Name. Der vordere Sägemuskel (serratus anterior (4)) entspringt an den oberen Rippen, zieht unter dem Schulterblatt durch und setzt an dessen Innenkante an. Er hat mehrere Funktionen: In Kooperation mit dem Trapezius (1) hebt er den Arm über 90 Grad an. Im Zusammenspiel mit dem Rautenmuskel (rhomboideus (2)) sorgt er dafür, dass bei Stützübungen das Schulterblatt am Brustkorb aufliegt. Ist der Sägemuskel zu wenig ausgebildet, zu wenig koordiniert oder zu schwach, lässt er die Schulterblätter wie Flügel abstehen.

Der Schulterblattheber

Der Schulterblattheber (levator scapulae (5)) setzt an den Querfortsätzen der oberen vier Halswirbel an und zieht von dort zum oberen inneren Rand des Schulterblatts. Wie es der Name sagt, hebt er das Schulterblatt. Er unterstützt zudem mit seiner Funktion den Trapezius (1), die Rhomboideen (2) und den

Kopfwender (6). Er liegt unter dem Trapezius, ist mit der Scalenimuskulatur (7) verbunden und gehört zum seitlichen Halsdreieck. Durch die alltäglichen Fehlhaltungenist er häufig chronisch verspannt, verursacht Nackenschmerzen und enthält viele Triggerpunkte.

Der Kopfwender

Der Kopfwender (sternocleidomastoideus (6)) ist ein zweiköpfiger, auffälliger Muskel an der Seite des Halses. Er verläuft vom oberen Anteil des Brustbeins (manubrium sterni) über das mittlere Drittel des Schlüsselbeins nach oben zum Kopf seitlich hinter das Ohr (mastoideus). Zu seinen Funktionen gehört es, den Kopf seitlich zu neigen, leicht zu strecken und zu drehen. Er ist oft verspannt und mit Triggerpunkten behaftet.

Die Treppenmuskeln

Die Treppenmuskeln (scaleni (7)) bestehen aus drei kleinen Muskeln, die von der Halswirbelsäule zu den oberen beiden Rippen ziehen. Wenn sie kontrahieren, neigen sie den Hals zur Seite bzw. nach vorne. Ist der Hals fixiert, dann heben sie die oberen Rippen an und unterstützen so die Einatmung. Sie gelten deshalb auch als Einatemhilfsmuskeln. Zwischen zwei Bäuchen der Treppenmuskeln liegt der Plexus brachialis, das Nervengeflecht, von dem aus die Nerven in die Arme ziehen. Sie verlaufen also zwischen den Treppenmuskeln und führen von dort unter dem Schlüsselbein durch in die Arme. Ist dort eine Fehlspannung in den myofaszialen Strukturen oder befinden sich gar Triggerpunkte darin, führt das nicht für eine Bewegungseinschränkung. Stattdessen können sie eine Vielzahl an Schmerzsymptomen verursachen: motorische oder sensorische »Ausfälle«, Missempfindungen wie Ameisenlaufen, Taubheitsgefühl in den Armen, Händen und Fingern bis zu Symptomen, die einem Thoracic-Outlet-Syndrom (siehe Seite 32) sehr ähnlich sind.

Der große und kleine Brustmuskel

Der große Brustmuskel (pectoralis major (8)) zieht wie ein weit geöffneter Fächer vom Oberarm zum Schlüsselbein (clavicula), zum Brustbein (sternum) und zu den oberen Rippen. Er liegt über dem kleinen Brustmuskel (pectoralis minor (9)) und bildet die vordere Achselfalte. Er bewegt den Arm vor den Körper (Anteversion), nach innen (Adduktion), und dreht ihn ein (Innenrotation) und zählt zu den Atemhilfsmuskeln. In Zusammenarbeit mit den anderen Muskeln des Schultergürtels ermöglicht er großräumige Bewegungen der Arme. Der kleine Brustmuskel liegt im Verlauf wie der Ausschnitt eines V-Pullis unter dem großen Brustmuskel. Er zieht von der 3.-5. Rippe zum Rabenschnabelfortsatz. Zusammen mit dem großen Brustmuskel zieht er die Schultern nach vorne und unten. Durch Fehlhaltung verändert sich das Spannungsverhältnis in der Region des oberen Rückens und des Schulterblatts. Das myofasziale System gerät unter eine Fehlspannung und Gewebeschichten beginnen zu verhärten und miteinander zu verkleben.

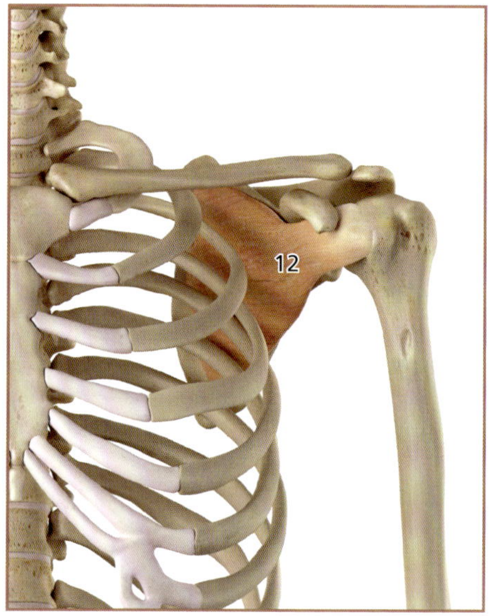

Der Subscapularis liegt an der körperzugewandten Seite des Schulterblatts.

Die Armdreher oder Rotatorenmanschette

Die fünf Muskeln, die am Schulterblatt ansetzen, sind verantwortlich dafür, dass der Oberarmknochen in der Gelenkpfanne bleibt. Sie stabilisieren das Schultergelenk und erlauben größtmögliche Armbewegungen. Man nennt sie Rotatorenmanschette. Es sind: der Obergrätenmuskel (supraspinatus (10)), der Untergrätenmuskel (infraspinatus (11)), der Unterschulterblattmuskel (subscapularis (12)) sowie der kleine und große Rundmuskel (teres minor und major (3 + 13)).

Der supraspinatus liegt in der Mulde oberhalb der Schulterblattgräte. Er sorgt dafür, dass der Oberarmkopf gut in der Gelenkpfanne sitzt. Zusammen mit dem Schultermuskel (deltoideus) hilft er beim Heben und Abspreizen des Arms (Abduktion) und ist für die Außenrotation des Oberarms verantwortlich. Hat der Supraspinatus zu viel Spannung, hält er das Schultergelenk zu fest.

Der Infraspinatus liegt unterhalb der Schulterblattgräte. Zusammen mit dem Deltoideus und dem Supraspinatus ist er verantwortlich für die Außenrotation des Arms. Darüber hinaus unterstützt er mit seinen oberen Teilen bei gesenktem Arm etwas die Abduktion. Bei gehobenem Arm hingegen führt er ihn wieder heran (Adduktion).

Der subscapularis liegt wie ein Brotaufstrich zwischen Schulterblatt und Brustkorb. Er sorgt für die Innenrotation des Arms und wird vom teres major unterstützt. Der untere Anteil ist für die Adduktion (den Arm an den Körper heran führen) zuständig, der obere Anteil hingegen sorgt für Abduktion (den Arm vom Körper weg und zur Seite heben). Zudem sorgt er für die Zentrierung des Schulterblatts.

Der teres major zieht vom äußeren Schulterblattrand an den Oberarm. Er zieht das Schulterblatt in Richtung Arm und unterstützt den breiten Rückenmuskel (latissimus dorsi) beim Nach-unten-Ziehen des Arms. Er ist verantwortlich für die Innenrotation, Retroversion und Adduktion des Arms.

Der teres minor unterstützt den teres major bei der Retroversion und Adduktion des Arms und ist zudem verantwortlich für die Außenrotation. Wie ich bereits an früherer Stelle gesagt habe, bilden diese beiden Muskeln zusammen mit dem breiten Rückenmuskel die hintere Achselfalte.

Wie du dir vorstellen kannst, gerät dieses feine Zusammenspiel durch Stress und Fehlhaltungen im Alltag leicht aus der Balance. Das ist mit ein Grund für die in unserer Kultur so häufig vorkommenden chronischen Schmerzen in der Schulter-Nacken-Region.

Nacken

Ein verspannter Nacken führt oft zu-Spannungskopfschmerzen. Bei einer Fehlhaltung des Kopfs verspannt das gesamte Myofasziensystem des Nackens, wenn der 5–7 Kilogramm schwere Kopf sein Gewicht nicht mehr auf die Wirbelsäule abgeben kann. Die Muskeln, die den Kopf bewegen, werden hart wie Knochen.

Damit der Nacken frei bleiben kann, ist es wichtig, dass der Kopf auf dem Atlas ruhen kann und so zentriert über dem Oberkörper ist.

Aufbau der beiden obersten Halswirbel

Der oberste Wirbel ist der Atlas. Er ist ringförmig aufgebaut und hat seitlich zwei Flügel (sog. Querfortsätze). In seinem ringförmigen Wirbelkörper sind zwei Mulden eingebracht, die Platz für die beiden Sitzhöcker des Schädels (Kondylen) machen. In diesen Kuhlen thront sozusagen der Kopf und wird vom Atlas getragen. In diesem Gelenk sind Nick- oder Schaukelbewegungen möglich.

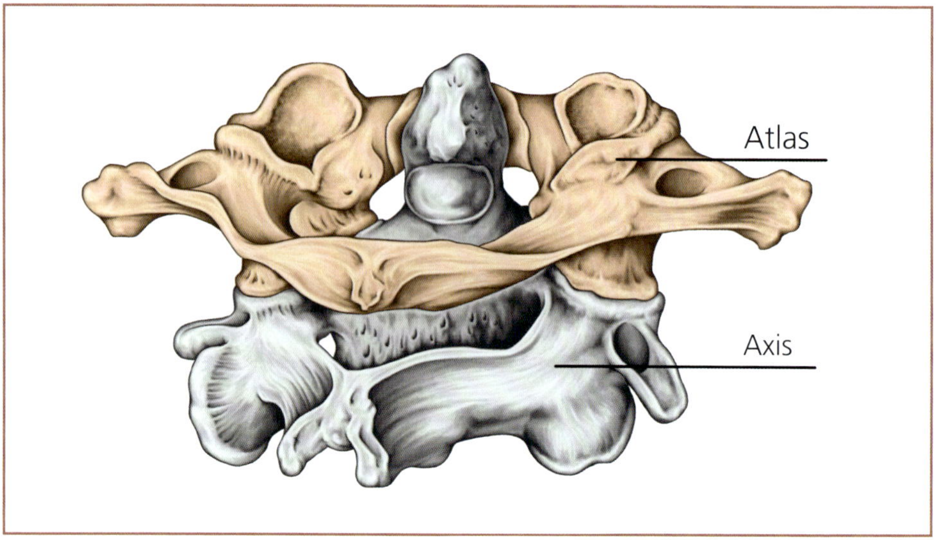

Die beiden Wirbel Atlas und Axis.

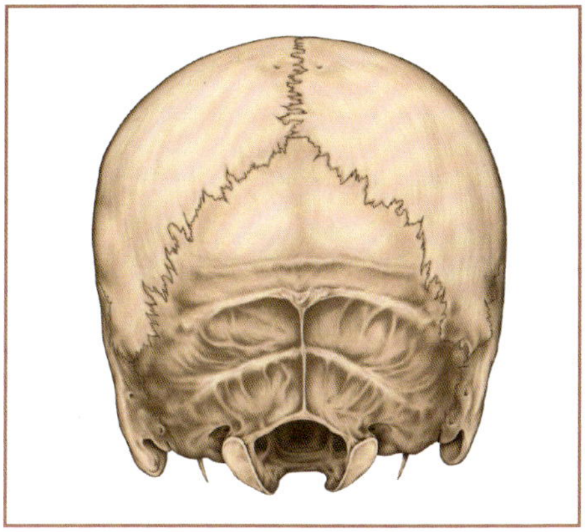

Ansicht von hinten mit den „Sitzhöckern" des Schädels.

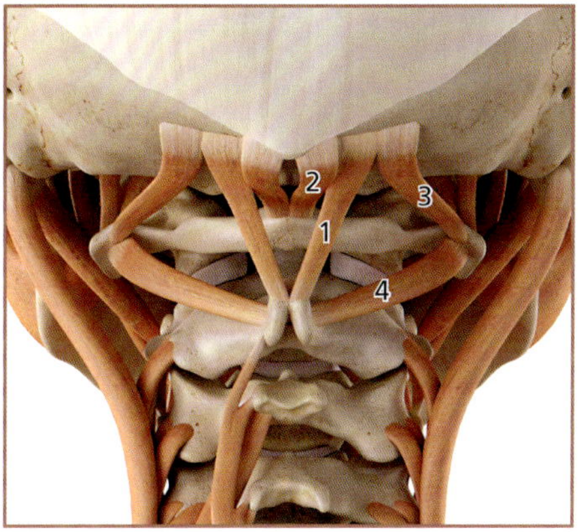

Die kurzen Nackenmuskeln liegen unter den großen Trapezmuskeln.

Der zweitoberste Wirbel heißt Axis. Er hat einen langen Dornfortsatz und fast keine Querfortsätze. Ein ausgeprägtes Merkmal ist zudem ein zapfenförmiger Knochenfortsatz (dens axis), der in den Atlas hineinragt und zusammen mit ihm eine Drehachse für das Wenden des Kopfes bildet. In diesem Gelenk sind Drehbewegungen möglich.

Wenn größere Kopfbewegungen gemacht werden, sind alle Halswirbel daran beteiligt. Die obersten Gelenke der Halswirbelsäule gehören zu den beweglichsten Gelenken der Wirbelsäule. Es ist genau diese große Beweglichkeit, die mit ein Grund ist, wieso hier leicht eine Fehlstellung entstehen kann.

Die kurzen Nackenmuskeln

Die kurzen Nackenmuskeln liegen ganz in der Tiefe, direkt an den Knochen unter den großen, oberflächlichen Muskeln, die über den Nacken ziehen. Sie sind für die Feineinstellung des Kopfs zuständig. Es sind insgesamt vier Muskeln, die paarig angelegt sind: der große (1) und kleine (2) Hinterhauptbeinmuskel sowie der obere (3) und untere (4) schräge Hinterhauptbeinmuskel. Diese Muskeln verbinden das Hinterhauptbein mit den Querfortsätzen des Atlas und den Dornfortsätzen des Axis bzw. Atlas.

Durch unsere gebeugte Alltagshaltung sind diese vier Muskeln bei fast allen von uns chronisch verspannt. Myofaziale Verspannungen in diesem Bereich können Enge entstehen lassen und Nerven komprimieren. Das kann zu Wahrnehmungs- und Sensibilitätsstörungen in den Armen und Händen führen.

Die kurzen Nackenmuskeln können nur mit kleinen feinen Bewegungen gelöst (typisch »indische« Kopfbewegungen) und mit einem sanften Zurückschaukeln des Kopfs gedehnt werden. Bei stärkeren Dehnimpulsen oder lange gehaltenen Dehnungen (z. B. Schulterstand oder Pflug) reagieren die Muskeln reflektorisch mit einer Art Schutzspannung: Um den sensiblen Nacken vor einer Überdehnung zu schützen, verspannen sie in der Konsequenz noch mehr.

Deshalb gebe ich folgende Empfehlung: Kein Schulterstand, kein Pflug. Keine starken Nackendehnungen.

Mein Tipp: Suche immer nach der für dich günstigen Kopfhaltung, in der der Nacken entspannen kann, und folge keinen allzu rigiden Anleitungen der Yogalehrerin.

Referenzgebiete für Nacken und Schultern

Im Kapitel über das Tensegrity-Prinzip (siehe Seite 10) hast du erfahren, wie die Spannungsübertragung über das myofasziale System funktioniert. Deshalb ist es nicht verwunderlich, dass eine Verklebung oder Narbe an einer entfernten Stelle Schmerzen an einer anderen auslösen kann. Über diese Wirkungsweise wissen Ostheopathen und TCM-Therapeutinnen Bescheid und auf dieser Grundlage sind ihre Behandlungen aufgebaut. In diesem Kapitel erfährst du, welche Regionen des Körpers sich auf die Schulter-Nacken-Region auswirken können. Im Praxiskapitel (ab Seite 64) findest du dann die passenden Übungen dazu.

Stress erzeugt mehr Spannung im ganzen Körper

Bei Stress entsteht im Körper allgemein mehr Spannung. Darauf reagieren bei uns allen immer die empfindlichsten Bereiche des Körpers. Die einen leiden unter Schlafstörungen, den anderen zwickt der Magen, bei anderen schmerzt der untere Rücken oder der Nacken.

Die Maßnahmen sind immer dieselben: Sorge für Ausgleich. Finde heraus, wobei du entspannen und nachhaltig Spannung lösen kannst. Finde etwas, das dir Freude bereitet, bei dem du Energie tanken und regenerieren kannst. Davon profitieren auch deine Schultern und dein Nacken.

Brustwirbelsäule hinten

Viele Muskeln im dorsalen Bereich der Brustwirbelsäule verlaufen bis zum Kopf oder Nacken. Zudem entsteht zwischen den Schulterblättern oft eine Überspannung als Reaktion auf die gebückte Haltung. Deshalb können Problematiken, die sich entweder in den Schultern oder im Nacken zeigen, ihren Auslöser in der Brustwirbelsäule bzw. im Muskel-Bindegewebe des mittleren Rückens haben. Ich empfehle deshalb, Mobilisationen des ganzen Rückens, insbesondere Rotationsbewegungen des Brustkorbs, mit in ein Schulter-Nacken-Programm einzubeziehen. Das Lösen von Spannungen, z. B. mit myofaszialen Release-Techniken, in der thorakalen Wirbelsäule kann in der Nackenregion Linderung schaffen.

Vorderseite des Körpers

Wenn wir nun viele Stunden des Tages vornübergebeugt sitzen, verklebt das fasziale Netz in dieser Haltung: im vorderen Bereich über Bauch und Brustkorb. Reaktiv verspannt der Bereich zwischen den Schulterblättern im oberen Rücken, weil er gegen diese ungünstige Haltung arbeiten muss. Sich gerade hinzusetzen wird als anstrengend empfunden. Solange wir diese Verklebungen an der Vorderseite des Körpers nicht lösen und neue Bewegungsmuster einüben, werden Massagen oder Dehnungen für Schultern und Nacken längerfristig wenig bringen.

Deshalb setze ich meist direkt bei der Vorderseite des Körpers an, also im Brust-raum, Bauchraum inkl. Hüftbeuger Ich dehne diese Bereiche und bearbeite sie mit den Myofascial-Tools. Nachdem das Gewebe beispielsweise beim Brustkorb vorne und bei den Schlüsselbeinen gelöst wurde, entspannen sich Nacken und Schultern wie von allein.

Hände

Wenn wir viel an Computer und Maus arbeiten oder das Smartphone bedienen, sind unsere Hände unter Spannung. Diese Spannung lässt das Muskel-Bindegewebe in den Unterarmen immer fester werden, was ein ungünstiges Spannungsverhältnis entstehen lässt und mit der Zeit die Schultergesundheit beeinträchtigt.

Probiere es gleich aus: Lasse eine Hand ganz locker und entspannt und bewege deinen Arm frei im Raum. Nimm wahr, wie sich die Schulterregion dabei anfühlt. Mache nun dieselbe Übung nochmals, aber balle die Hand zu einer Faust und drücke sie fest zusammen. Kannst du spüren, wie sich die Spannung in der Hand auf die Schulter überträgt?

Allen, die viel am Schreibtisch arbeiten, empfehle ich deshalb, zwischendurch die Hände zu lockern, zu dehnen und zu mobilisieren. Ideen, wie das geht, bekommst du in den Praxiseinheiten am Ende des Buchs (ab Seite 140).

Füße

Auf unseren Füßen gehen und stehen wir den ganzen Tag – sie tragen uns durchs Leben. Wie das Fundament eines Hauses geben sie uns Halt und Ausrichtung. Die Art und Weise, wie wir stehen, wie wir geerdet sind, beeinflusst nicht nur unsere Beinachsen, den Beckenboden, die Beckenstellung, die Ausrichtung der Wirbelsäule und somit die Haltung, sondern ist auch maßgeblich daran beteiligt, wie gelöst unsere Schulter-Nacken-Region ist. Wenn Erdung, Stabilität und Lebendigkeit in den Füßen fehlen, versuchen die Schultern, dies mit Anspannung zu kompensieren.

Gut trainierte, bewegliche Zehen- und Fußgelenke entlasten nicht nur deine Füße und Beine. Die neurale Reaktivierung der Füße ist auch eine Wohltat für den Rücken und den Nacken. Von der Fußreflexzone her wissen wir, dass der Übergang vom Fußballen zu den Zehen der Schulter-Nacken-Region entspricht. Vielfach ist diese Stelle an den Füßen recht unbeweglich, vor allem, wenn Barfußlaufen nicht an der Tagesordnung liegt.

Die Beweglichkeit und Sensomotorik in den Füßen kannst du mit speziellen Übungen, einer regelmäßigen Massage mit einem Noppenball oder mit Myofacial-Release-Techniken mit Bällen, dem Dome oder den ZEHNsations fördern (siehe Buchklappen).

Kiefer

Wer von uns hat sich in unangenehmen Situationen nicht schon gesagt:

»Beiß die Zähne zusammen und zieh das durch.« Manchmal haben wir uns auch ziemlich »in etwas verbissen«, wenn wir es unbedingt haben wollten. Und dann gibt es die Momente, da »halten wir den Mund«, obwohl wir etwas sagen wollen. So erstaunt es nicht, dass die Kiefermuskulatur zu den Regionen des Körpers gehört, die besonders auf Stress reagieren und verspannen. Vielleicht gehörst du auch zu den Menschen, die im Schlaf mit den Zähnen knirschen, wenn die innere Anspannung steigt.

Ich lade dich zu einer kleinen Übung ein: Lasse die Lippen und den Kiefer locker und wende deinen Kopf ein paarmal. Achte dabei darauf, wie sich der Nacken anfühlt. Halte inne. Nun wende den Kopf nochmals, doch diesmal beiße die Zähne zusammen und bringe Spannung auf deine Lippen. Kannst du spüren, wie die Spannung in der Kaumuskulatur unweigerlich auch Spannung auf den Nacken bringt und das Kopfwenden einschränkt?

Wusstest du, dass der Kaumuskel (masseter) zu den stärksten Muskeln im Körper gehört, verglichen mit seiner Größe? Kein Wunder also, wenn der Körper auf diesen Druck mit Tinnitus, Spannungskopfschmerzen oder Nackenschmerzen reagiert.

Das Kiefergelenk gehört übrigens zu den am meisten benutzen Gelenken des Körpers – wir bewegen es beim Sprechen, Essen, Kauen und Küssen. Ein Muskel, der an den Mahlbewegungen des Kiefers beteiligt und für viele Verspannungen in der Kieferregion verantwortlich ist, ist der Pterygoideus. Er befindet sich unter dem Jochbein direkt vor dem Ohr. Du kannst ihn lokalisieren, wenn du die Fingerkuppen deiner Zeigefinger direkt vor das Ohr legst und dann den Mund etwas öffnest. Da, wo die Finger hineingleiten, befindet sich der »Ptery«. Ihn kannst du sanft kreisförmig massieren. Das wirkt sich nachhaltig auf die Entspannung der Schultern und des Nackens aus. Mein Tipp: Achte im Verlauf eines Tages, vor allem wenn du Stress hast, immer wieder auf das Lockern deines Kiefers.

Zunge

Genau wie der Kiefer ist auch die Zunge eine der Stellen, die wir oft anspannen, wenn wir unter Druck stehen. Bei Kindern, die hoch konzentriert zeichnen oder schreiben lernen, können wir oft beobachten, dass sie die Zunge rausstrecken und viel Spannung in diesem Bereich ist. Die Zunge und der Nacken stehen in direktem Kontakt, denn das Zungengewebe ist embryonal aus dem Körpersegment des Hinterkopfs und der Muskeln, die dort entspringen, entstanden. Kein Wunder also, dass die Spannung der Zunge einen wesentlichen Einfluss auf den Tonus des Nackens hat. Mein Tipp: Stelle dein Smartphone so ein, dass alle 10–15 Minuten ein Signalton erklingt. Nutze diesen Impuls, um deine Aufmerksamkeit auf deine Zunge zu lenken. Ist sie verspannt? In den meisten Fällen wahrscheinlich schon. Lasse sie dann ganz bewusst los. Stelle dir vor, wie du sie in deinen Mundboden sinken lässt – wie in eine Hängematte. Diese Mikroanspannung in der Zunge, summiert auf die vielen Jahre und Jahrzehnte, trägt dazu bei, dass es zu chronischen Nackenverspannungen kommt. Deshalb ist die beste Intervention die, dass du deine Achtsamkeit in Bezug auf die Entspannung deiner Zunge erhöhst. Es kann einige Zeit dauern, bis deine Zunge lernt, auch in stressigen Situationen locker zu bleiben.

Augen

Durch die viele Bildschirmarbeit verbringen wir nicht nur einen großen Teil des Tages in einer für unseren Rücken und insbesondere unseren Schulter-Nacken-Bereich ungünstigen Haltung. Auch unsere Augen ermüden zunehmend durch das eigeschränkte Blickfeld und das Flimmern des Bildschirms. Die kurzen Nackenmuskeln sind neuromuskulär und myofaszial mit den Augen verbunden. Die Spannung des Augenringmuskels überträgt sich via Nervenbahnen und über die Faszien an die tiefen, kurzen Nackenmuskeln. Das führt dort zu Verspannungen, die neben einer Verhärtung des umliegenden Gewebes auch Spannungskopfschmerzen erzeugen können. Über ein bewusstes Bewegen der Augen, indem den vielfältigen Bewegungsmöglichkeiten Rechnung getragen wird, werden die Strukturen wieder flexibel und elastisch, sodass ein Gefühl von Freiheit und Lockerheit entstehen kann. Achtung: Je verspannter man ist, umso mehr kann es zu starken Reaktionen bzw. einer typischen Erstverschlimmerung kommen, wenn mit Augenübungen zu »fordernd« begonnen wird. Erinnere dich: Weniger ist mehr. Übe sanft und langsam.

Die Handgelenke

Immer wieder begegnete mir dieselbe Frage, ungeachtet des Themas des jeweiligen Seminars: Was tun bei Belastungsschmerzen in den Handgelenken bei Stützhaltungen? Diese wiederkehrende Fragestellung bewog mich, effektive Übungen zu entwickeln, die nachhaltig sind.

Durch das Lösen der myofaszialen Verklebungen im Unterarm können Hand und Handgelenk ihre natürliche Kraft und Beweglichkeit wieder voll entfalten. Mit etwas Übung werden die Handgelenke bereits nach kurzer Zeit stark und belastbar sein. Was es braucht, sind täglich ein paar Minuten, und bereits nach ein paar Wochen wirst du Erfolge verzeichnen können.

Bevor du beginnst, lasse bitte abklären, ob bei dir bereits eine Arthrose in den Handgelenken besteht, da dann gewisse Übungen ungünstig sind und es wichtig ist, dass du den Druck auf die Handgelenke minimierst. Essenziell ist, dass du die Handgelenke ohne Druck mobilisierst und vielfältig bewegst. Im Übungsprogramm ab Seite 140 findest du ein paar Grundübungen, die die Handgelenke befreien, sie beleben und stärken.

Verantwortlich für Schmerzen beim Stützen kann Folgendes sein:

- mangelnde Kraft in Oberkörper, Armen und Schultern,
- wenig entwickeltes Körpergefühl für die Haltung,
- Verspannungen im Schultergürtel und den Unterarmen,
- mangelnde Beweglichkeit in Fingern, Händen und Handgelenken,
- verklebtes Gewebe in Unterarmen und Händen.

Und hier der Schlüssel für mehr Leichtigkeit und Kraft:

- Mobilisation des Schultergürtels sowie der Gelenke der Arme und der Hände.
- Lockern, schütteln, zupfen rund um das Handgelenk.
- Dehnen der myofaszialen Armlinien mit verschiedenen Dehnimpulsen.
- Kräftigung der Hände und Handgelenke mit Handgewichten oder Knetmasse.
- Myofascial Release der verschiedenen Schlüsselstellen: Die Behandlung der folgenden Stellen hat sich als besonders wirkungsvoll und nachhaltig erwiesen, um die Missempfindungen in den Armen und Händen sowie

Schmerzen in den Handgelenken und Schultern zu lindern oder gar zu heilen: Lösen des myofaszialen Gewebes an Armen und Händen, Lösen des myofaszialen Gewebes der hinteren Achselfalte, der Scalenimuskeln und des kleinen Brustmuskels sowie Befreien der Triggerpunkte am Schulterblatt und Trapezius.

- Für die Funktionalität der Handgelenke ist nicht nur Stützen, sondern auch Hängen (!) wichtig. Wann hast du das zuletzt gemacht? In der Schulzeit? Ich kann mich erinnern, wie wir im Turnunterricht an Ringen, am Reck und Stufenbarren gehangen sind. Wenn wir älter werden, tun wir das kaum noch. Ein Tipp: Wenn du wieder damit beginnst, dann bitte ganz sacht und nur kurz. Diese Traktion (Zugspannung) tut gut, weil sie in den Gelenken der Arme und Schultern Raum schafft. Allerdings kann es auch zu doll sein, vor allem, wenn dein Körper diesen Impuls nicht (mehr) kennt oder dein Gewebe sehr spröde ist. Pausiere etwa drei Tage, bevor du wieder irgendwo kurz »abhängst«.

Tipps für eine spannungsfreie Ausrichtung im Stützen

Eine günstige Ausrichtung in den Stützhaltungen (Katze, Brett etc.) hilft, ein optimales Spannungsmuster und Zusammenspiel der verschiedenen Muskeln herzustellen und die Handgelenke zu entlasten.

Knie

Die Knie stehen senkrecht unter dem Becken. Ein größerer oder kleinerer Winkel verbraucht nur unnötige Kraft und erzeugt Druck in den Knien. Steht das Becken zu weit vor den Knien, erhöht sich die Belastung in den Handgelenken. Befindet es sich zu weit hinter den Knien, kann die Aktivierung in den Händen und Armen nicht mehr richtig angesteuert werden. Somit geht die optimale Ausrichtung in den Handgelenken verloren.

Füße

Je nach Übungsausrichtung bzw. persönlicher Vorliebe können die Füße lang auf dem Fußrücken abliegen oder die Zehen aufgestellt sein.

Hände

Die Hände stehen senkrecht unter den Schultern. Diese Ausrichtung benötigt wenig Kraftaufwand und ist schonend für die Handgelenke. Ein kleinerer Winkel ist extrem belastend für die Handgelenke, ein größerer erzeugt Verspannungen im Schultergürtel.

Finger

Die Finger sind weit aufgefächert und so platziert, dass der Zeigefinger gerade nach vorne zeigt. Sie sind möglichst gestreckt und haben Bodenkontakt. Die Fingerkuppen schieben in den Boden, während das Handgewölbe sanft gehoben wird.
Dieses Aktionsmuster der Hand erinnert an die »Saugnäpfe« eines Geckos, der an der Decke rumspaziert, ohne hinunterzufallen. Deshalb nenne ich es »Gecko-Mudra«. Durch das Gecko-Mudra spannt sich die Hand wie ein Zelt auf und die ganze Hand- und Unterarmmuskulatur wird aktiviert. Die Aktivierung nimmt den Druck aus den Handgelenken.

Handgelenke

Die Handballen können minimal unterpolstert werden. Beispielsweise mit einem kleinen zusammengefalteten Handtuch oder auch nur einem Knick in der Matte.

Arme

Die Unterarme befinden sich in einer Innenspirale. Diese wird durch Belastung des Zeigefingers und des Mittelfingers erzeugt. Die Ellenbeugen schielen wie Augen schräg nach vorne. Die Oberarme befinden sich in einer Außenspirale, die durch Belastung der Handaußenkante entsteht. Diese spiralige Ausrichtung sorgt für Stabilität, benötigt weniger Kraft und nimmt den Druck aus den Handgelenken.

Schulterblätter

Durch die Außenspirale der Oberarme entsteht eine Öffnung im Schulterbereich. Die Schulterblätter schmiegen sich entspannt an den Brustkorb an. Auf der Vorderseite entsteht viel Weite im Schlüsselbein-Schulter-Brust-Bereich, was für mehr Auftrieb und somit für weniger Belastung in den Handgelenken sorgt.

Nacken

Der Kopf bleibt in Verlängerung der Wirbelsäule, damit kein Druck auf die

Halswirbelsäule und den Schultergürtel entsteht. Durch einen hängenden Kopf verliert der Körper an Aktivität und Ausrichtung. Ein Kopf im Nacken erzeugt Druck und Verspannungen im Schulterbereich, was sich auf die Ausrichtung des ganzen Körpers projiziert. Die Leichtigkeit in den Handgelenken ist dann nicht mehr gewährleistet.

Rücken

Der Rücken ist in seiner Doppel-S-Form lang gezogen. Den Bereich zwischen den Schulterblättern füllen, das geht, indem das Brustbein etwas nach innen gehoben wird.

Die Bauchmuskulatur ist aktiv durch Heben des Nabels und Senken der Rippen in Richtung Schambein. Eine inaktive, hängende Mitte führt zu Spannungsgefühlen im unteren Rücken und Schulterbereich. Wenn die Aktivität des Zentrums verloren geht, überträgt sich das auf den ganzen Körper und es entsteht wieder mehr Druck nach unten, also auf die Handgelenke.

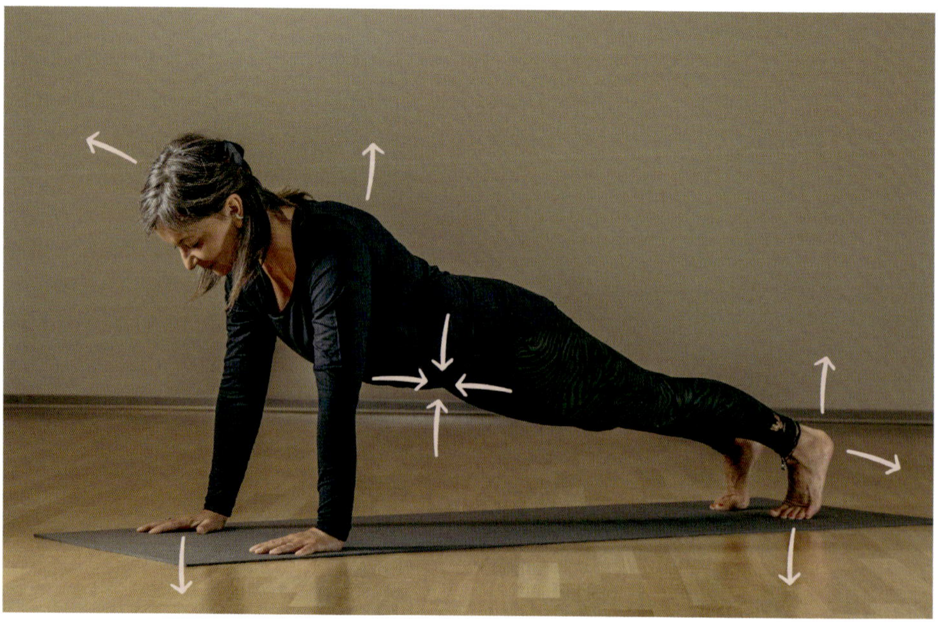

Aufspannung im Raum in alle Richtungen.

Aufspannung im Raum mit dem Atem

Um die Handgelenke bei den Stützhaltungen zu entlasten und damit mehr Raum, Leichtigkeit und Stabilität zu erfahren, möchte ich dir ein von mir entwickeltes Prinzip vorstellen. Es hat sich in den vergangenen Jahrzehnten bewährt und orientiert sich an dem Konzept der fünf Energierichtungen (pañca vāyu) aus der Haṭha-Yoga-Tradition.

Es geht darum, dass du bei allen Übungen, insbesondere den die Handgelenke enorm belastenden Stützhaltungen, fünf Qualitäten gleichzeitig verkörperst: Eine nach unten strömende, erdende, stabilisierende Kraft (1 = apāna vāyu) wird ausgeglichen durch eine nach oben strebende, leichte, Auftrieb schaffende Energie (2 = prāṇa vāyu). Gleichzeitig orientiert sich alles im Körper Richtung Bauchregion für mehr Zentrierung (3 = samāna vāyu), so, als ob alle Muskeln die Wirbelsäule umarmen würden. Balanciert wird dies durch eine Kraft, die sich in alle Richtungen für eine zeitgleiche Weite und Räumlichkeit im Körper ausdehnt (4 = vyāna vāyu). Dies alles wird getragen von einem bewussten und fließenden Atem (5 = udāna vāyu). Um die Entspannung in den Krafthaltungen zu betonen, kannst du das Ausatmen verlängern.

Praktisch geht das so: Mit dem Ausatmen erdest du dich bewusst, das folgende Einatmen lässt dich gleichzeitig aufsteigen, sodass der Druck nach unten mit einem Zug nach oben ausgeglichen wird. Du spannst dich weiter im Raum auf, indem du diese beiden Energierichtungen lebendig sein lässt und dich mit der folgenden Ausatmung noch mehr zentrierst. Die nächste Einatmung lässt dich zusätzlich weit werden. So lernst du, dich energetisch im Raum auszurichten, Faszien aufzuspannen und zu dehnen und die Knochen auszurichten. Mit Hilfe dieser inneren Ausrichtung kannst du deine Handgelenke wunderbar entlasten und Kraft entwickeln, ohne dich zu verspannen.

PRAXISTEIL – THERAPEUTISCHE ÜBUNGEN

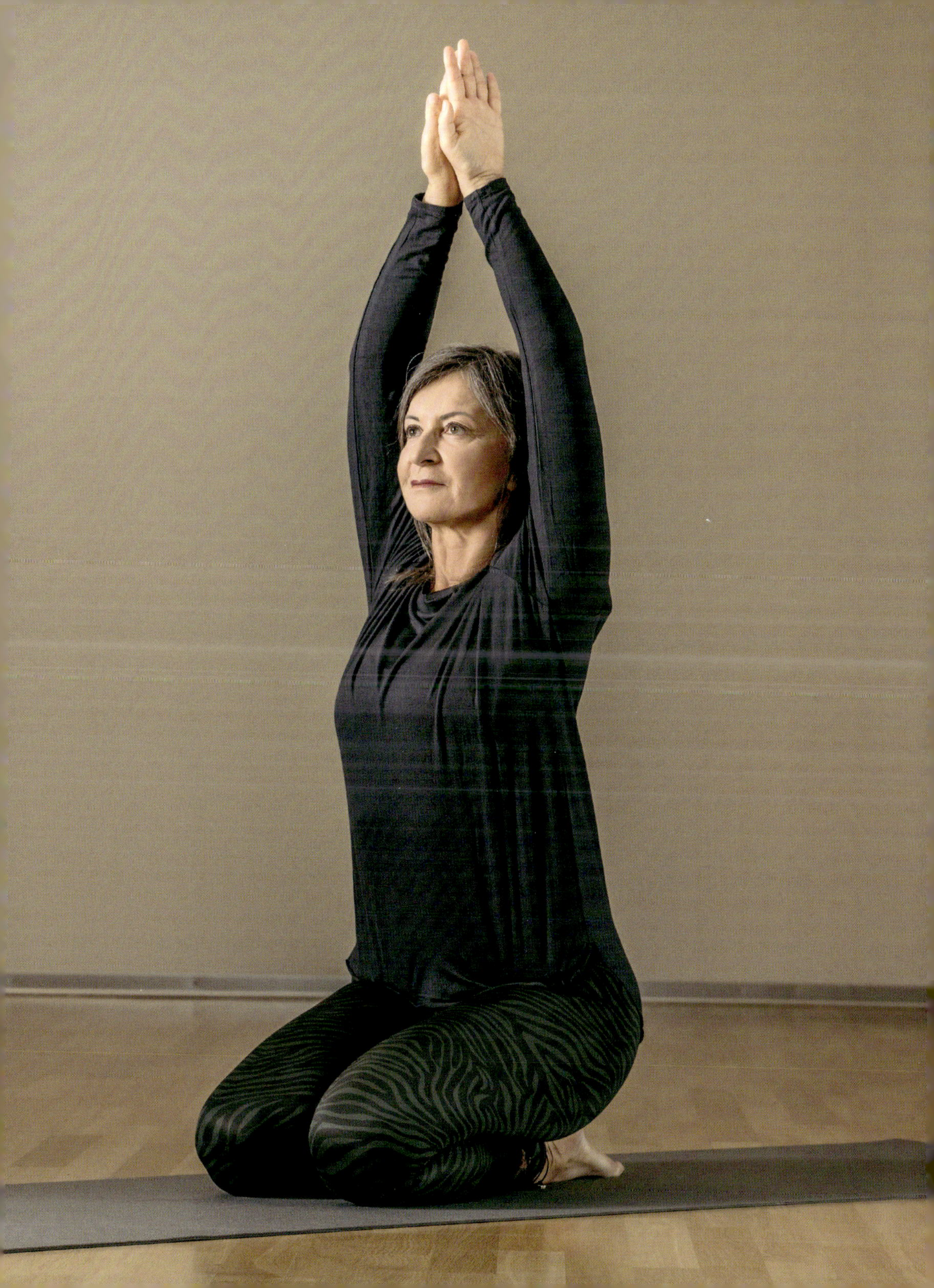

Jetzt, wo du verstanden hast, wie alles zusammenhängt, wie unser Körper auf die immer gleichen Bewegungen reagiert und wie sich dies dann auf die Schulter-Nacken-Region auswirkt, geht es in die Praxis.

In diesem Kapitel zeige ich dir viele kleine, einfache und schnelle Übungen, die du bei Bedarf wunderbar in den Alltag bzw. in deine Übungspraxis einbauen kannst.

Alle Übungen sind speziell auf den überbeanspruchten und oftmals fehlbelasteten Schulter-Nacken-Bereich abgestimmt.

Einige der Übungsabläufe werden bewusst lange wiederholt. Diese repetitiven, ritualisierten Abläufe greifen mit jeder Übungspraxis besser und führen so schnell zu spürbaren Resultaten. Das achtsame Ausführen der Übungen schärft die Wahrnehmung und schafft Handlungsspielräume, wodurch Automatismen und ungünstige Muster aufgelöst und durch sinnvollere, günstigere Optionen erweitert werden können. So weicht nach und nach die Spannung in der Schulter-Nacken-Region und macht einer neu gewonnenen Lockerheit, Leichtigkeit und Weite Platz. Es ist vollkommen ausreichend, wenn du jeden Tag eine oder zwei Übungen machst.

Im ersten Praxisteil stehen die Schultern (ab Seite 66) im Fokus, beim zweiten der Nacken (ab Seite 106) und beim dritten die Handgelenke (ab Seite 140).

Übe besser jeden Tag 5 Minuten als einmal in der Woche 60 Minuten. Viele der Übungen kannst du machen, wenn du im Alltag irgendwo wartest. Nutze solche Momente. Denke daran: Steter Tropfen höhlt den Stein.

Yoga-Therapie Schultern

Vorbereitung

Für diese Übungssequenz brauchst du eine Yoga-Matte, ein Kissen oder zwei Blöcke für einen bequemen Fersensitz, einen weiteren Block, einen Yoga-Gurt, ein Gummiband (Rubber-Loop), einen Faszienball mit 5 cm und einen mit etwa 9 cm Durchmesser, einen Myofascial Dome sowie einen Doppel-Ball (Peanut genannt).

Ein Tipp vorweg:

Unser Schultergürtel ist dafür ausgelegt, dass wir ab und zu an unseren Armen hängen. Beim Hängen bekommen die gesamten myofaszialen Strukturen eine Traktion, also einen Zug, wodurch Raum in den Gelenken entsteht.

Achtung: Wenn du das schon lange nicht mehr gemacht hast, dann fange bitte ganz langsam an. Nur ein- bis zweimal die Woche für ein paar Sekunden hängen. Das reicht schon. Denn gerade zu Beginn, wenn beispielsweise das Muskel-Bindegewebe oder die Gelenkkapseln diese Belastung nicht gewohnt sind oder ganz einfach die Kraft fehlt, den eigenen Körper zu halten, ist das Hängen eine ziemliche Herausforderung. Um die Strukturen nicht zu stressen, bitte ganz langsam die Dauer und die Häufigkeit steigern.

Wie? Einfach abhängen und beim Hängen ab und zu die Schultern heben und senken (= Shoulder-Shrugs).

Beginne mit einem Test.

Hebe die Arme über die Seite an und senke sie wieder ab. Beobachte während der Bewegung deinen Körper und vor allem deine Schulterpartie. Gibt es Schmerzen? Ist die Bewegung eingeschränkt? Wenn ja, wo? Auf beiden Seiten gleich oder unterschiedlich?

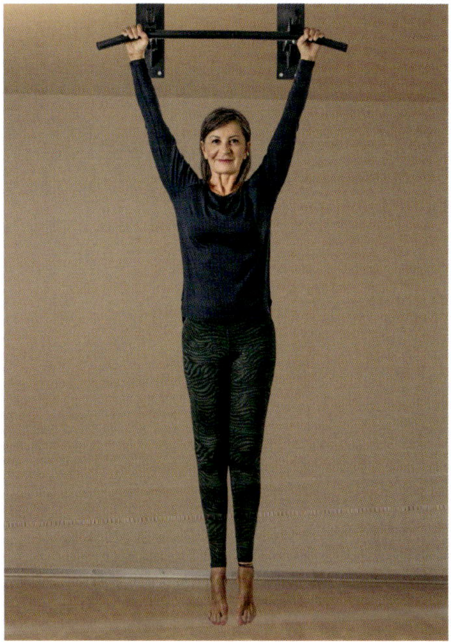

Wende deinen Kopf, sodass du einmal über die rechte und einmal über die linke Schulter schaust. Beobachte ebenfalls und werde dir der Unterschiede gewahr.

Am Ende der Übungssequenz wiederhole diesen Test und achte insbesondere darauf, was sich verändert hat. Wo ist es leichter, freier? Ist der Bewegungsumfang größer oder geschmeidiger?

Tempelglocken

Lockerung des gesamten Körpers. Entspannung der Schulterregion. Mobilisation der Wirbelsäule.

- Stehe etwa schulterbreit und gut geerdet.
- Drehe den Oberkörper um die Mittellinie nach links und rechts. Die Arme und die Hüfte schwingen locker mit. Der Atem fließt gleichmäßig.
- Mache die Rotation 1–3 Minuten.
- Spüre nach.

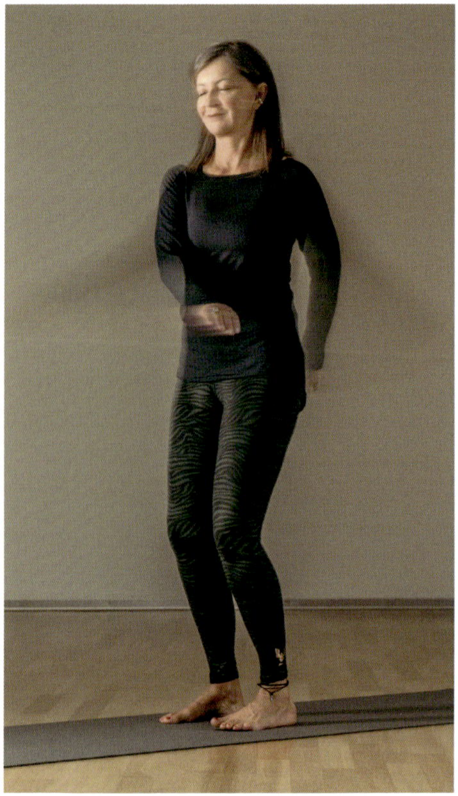

Armschwünge und Armkreise

Lockerung des gesamten Körpers. Mobilisation der Wirbelsäule und des Schultergürtels.

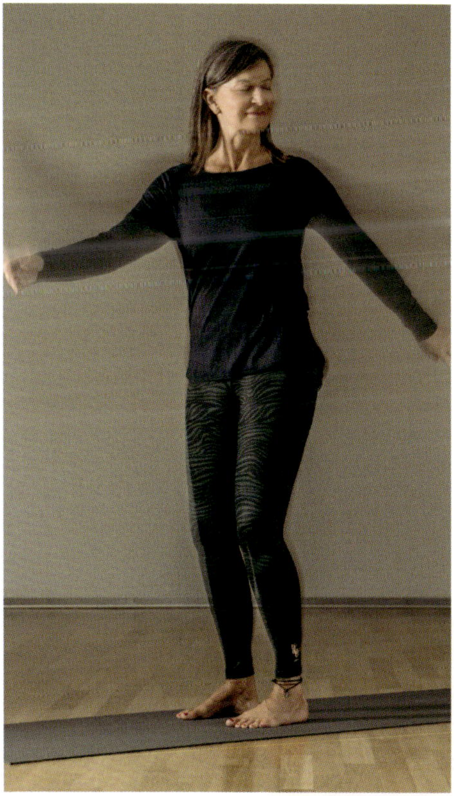

- Schwinge die Arme gegengleich vor und zurück. Ein Arm bewegt sich jeweils über unten nach vorne, der andere über unten nach hinten. Federe dabei leicht in den Knien. Der Kopf geht mit.
- Nach ca. 1 Minute Schwingen lässt du die Bewegung größer werden. Die Arme kreisen gegengleich über oben. Der eine Arm kreist nach hinten, der andere nach vorne. Mache die Übung, ohne groß nachzudenken.
- Wechsle die Kreisrichtung nach ca. 10 Umdrehungen.
- Lasse die Arme hängen und spüre nach.

Freie Mobilisation

Mobilisation der Wirbelsäule und der umliegenden myofaszialen Strukturen, Ausgleich von Spannung.

- Begib dich in die Katze (Vierfüßlerstand).
- Rolle Wirbel für Wirbel durch die Wirbelsäule bis zum Katzenbuckel ein und wieder aus.
- Lasse die Bewegung größer und freier werden, einem Räkeln gleich. Komme über die Seite, verlagere dich mehr nach vorne oder hinten, nimm den Kopf und die Schultern mit. So, wie es sich für dich gut anfühlt.
- Mache die Übung, solange du magst.

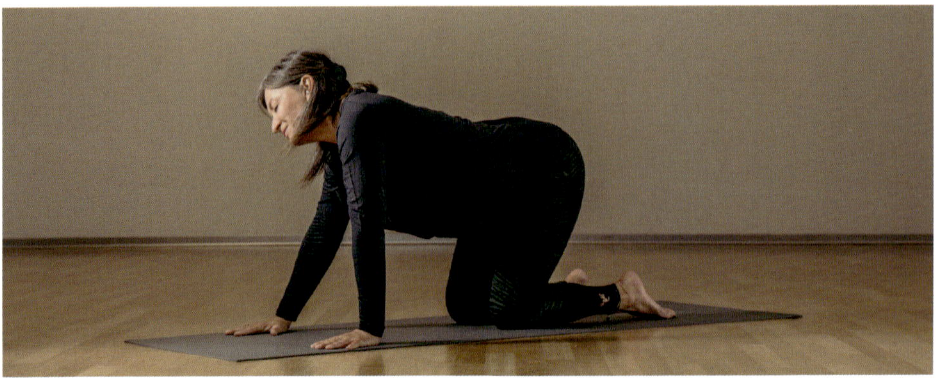

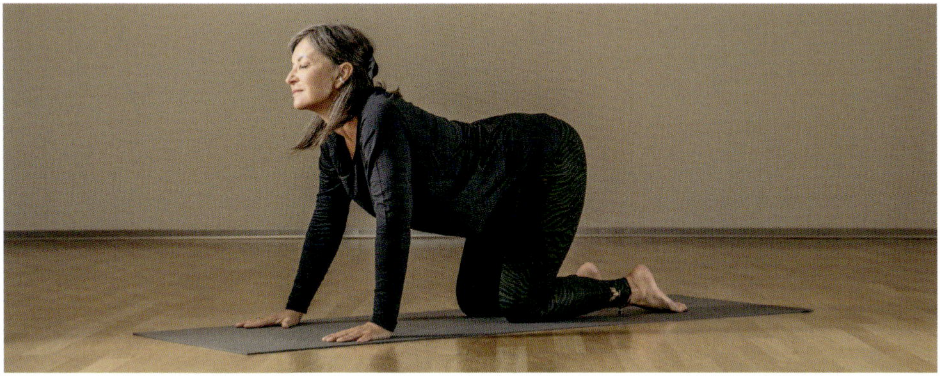

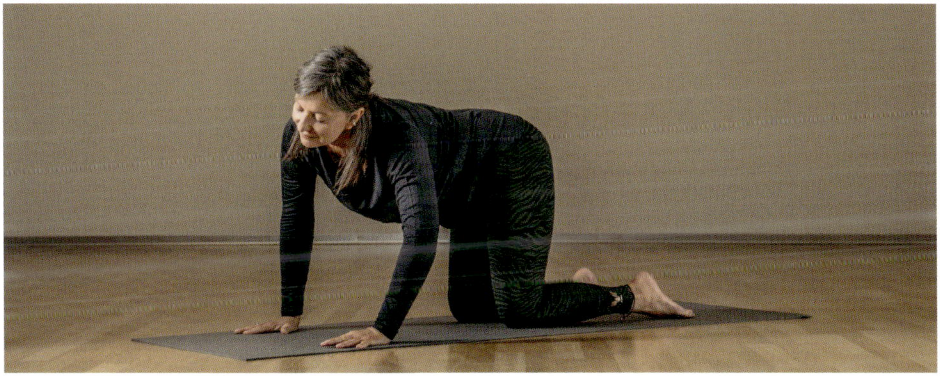

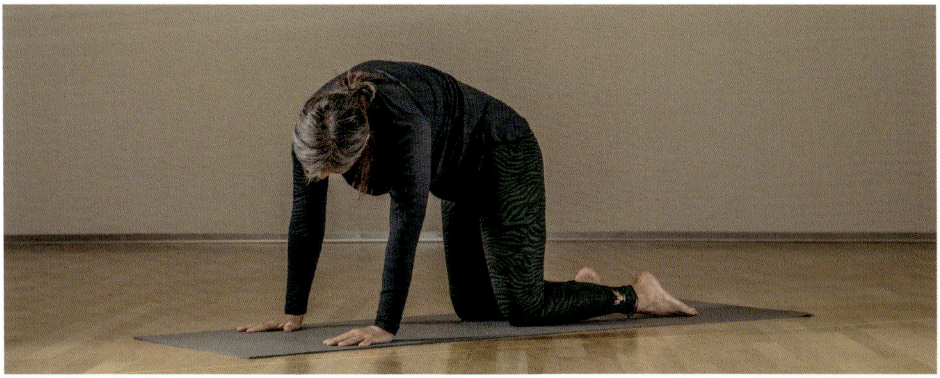

Weite im Herzraum

Dehnung der myofaszialen Frontallinie und der Brust. Mobilisation der Wirbelsäule und der Schultern.

- Laufe aus der Katze mit den Händen so weit nach vorne, bis deine Rückseite eine schiefe Ebene bildet. Die Hüfte bleibt senkrecht über den Knien.
- Setze die Hände auf die Fingerspitzen und lasse deinen Brustkorb nach unten sinken. Atme tief in die Rippen hinein.
- Bleibe für mehrere Atemzüge und entspanne dich atmend mehr und mehr.

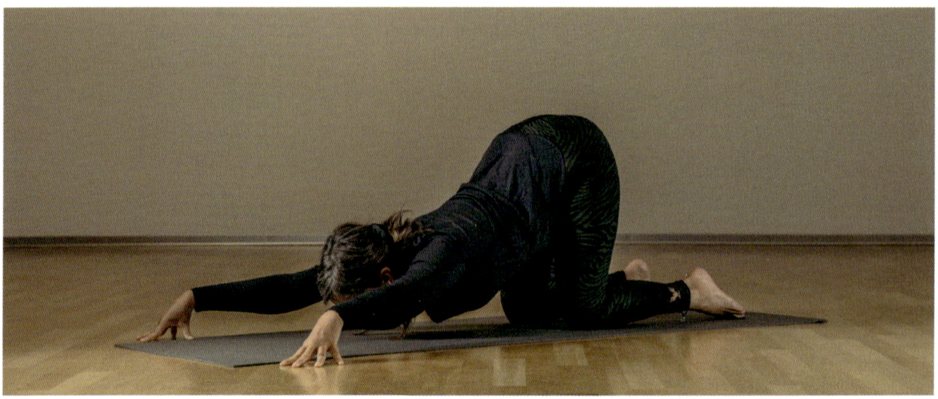

Kind mit Kraftimpuls

*Dehnung von Trizeps und der Laterallinie.
Mehr Beweglichkeit von Schultergürtel und Brustkorb.*

- Komme in die Haltung des Kindes.
- Strecke die Arme zum vorderen Mattenrand aus. Beuge die Ellenbogen, lege die Hände zusammen und führe sie Richtung Nacken.
- Lasse den Herzraum sinken, während du ruhig und gelassen ein- und auatmest.
- Schiebe die Ellenbogen nach ein paar Atemzügen kraftvoll in die Unterlage. Halte die Spannung und nimm die Veränderung in der Dehnung wahr.
- Löse den Druck nach 20 Sekunden und sinke weiter nach unten.

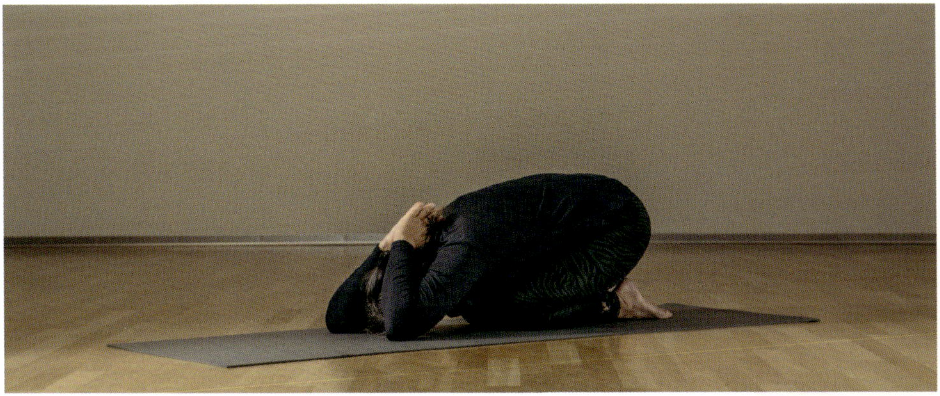

Katze auf den Unterarmen

Mobilisation der Schulterblätter. Sensibilisierung auf eine angenehme, spannungsfreie Ausrichtung im Schultergürtel. Verbesserung der Körperwahrnehmung.

- Lege in der Katze die Unterarme auf der Matte ab. Die Hüfte bleibt senkrecht über den Knien, die Ellenbogen direkt unter den Schultern. Die Fingerspitzen zeigen nach vorne (1).
- Lasse den Brustkorb nach unten sinken. Die Schulterblätter nähern sich an (2).
- Gebe Druck in die Unterarme, schiebe die Wirbelsäule nach oben und fülle den Raum zwischen den Schulterblättern aus. Die Lendenwirbelsäule bleibt während der Übung relativ stabil (1).
- Wiederhole das gefühlvoll etwa 10-mal.

Variante: Du kannst die Übung auch stehend an der Wand oder auf einem Tisch abgestützt ausführen.

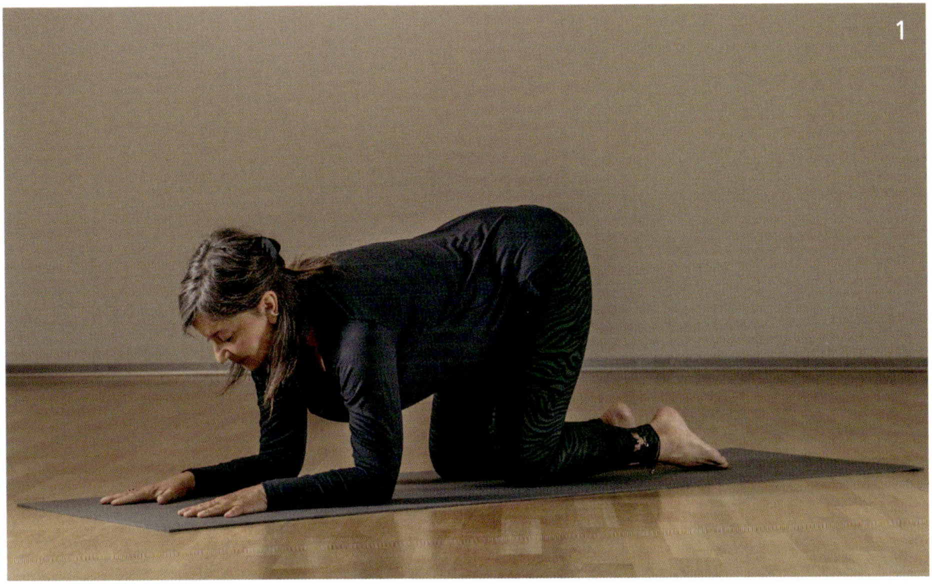

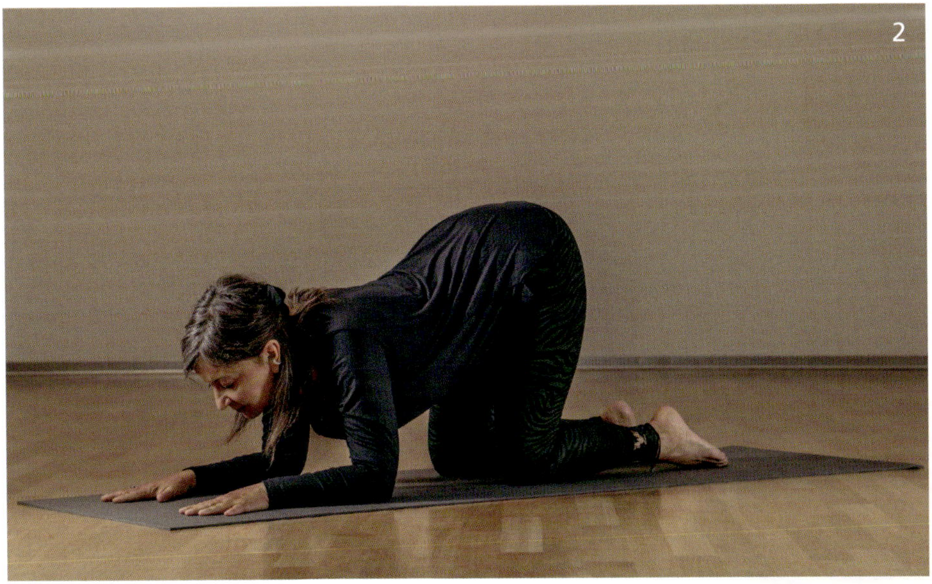

Planke auf Unterarmen

Aufbau von Kraft und Stabilität in der Körpermitte und im Schultergürtel. Verbesserung der Stützkraft.

- Lege in der Katze die Unterarme auf der Matte ab. Die Fingerspitzen zeigen nach vorne. Die Ellenbogen bleiben direkt unter den Schultern. Der Schultergürtel ist stabil. Drücke dafür mit den Ellenbogen in den Boden, schiebe dich aus den Schultern heraus und fülle den Raum zwischen den Schulterblättern aus. Dein Nacken bleibt lang, der Kopf in Verlängerung der Wirbelsäule (1).
- Strecke ein Bein nach dem anderen aus und stelle die Füße weit hinter dir auf, sodass dein Körper eine schiefe Ebene bildet (2).
- Atme tief ein und aus und verweile für 5–10 ruhige Atemzüge in dieser Haltung.

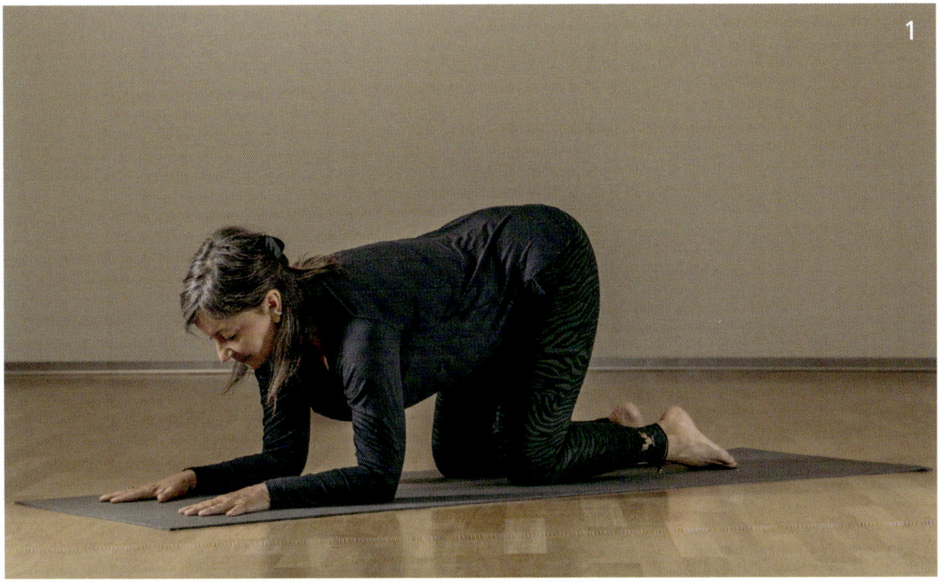

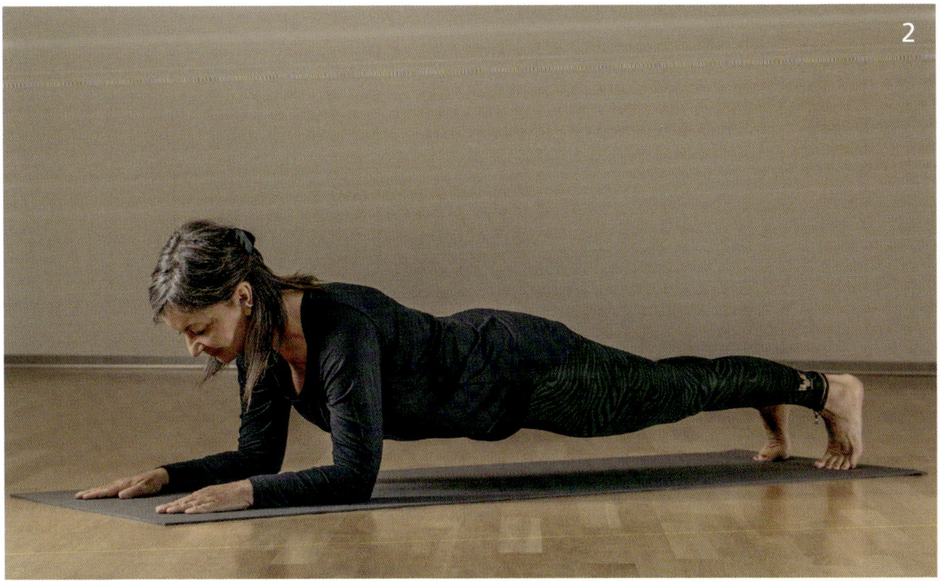

Sphinx mit Halbkreis

Dehnung der Körpervorderseite. Mobilisation des Nackens. Stärkung des Rückens.

- Komme aus der Planke auf den Unterarmen in die Bauchlage. Setze dafür die Knie ab, erde das Becken und länge die Beine und Füße.
- Die Fingerspitzen zeigen weiterhin nach vorne. Die Unterarme bleiben abgelegt. Ziehe die Ellenbogen zum Körper, bis sie wieder senkrecht unter den Schultern stehen. Hebe dein Brustbein. Dein Nacken bleibt lang, der Kopf in Verlängerung der Wirbelsäule (1).
- Pulsiere mit der Atmung fein im Brustkorb. Ausatmend das Brustbein und den Kopf sinken lassen (2). Einatmend den Brustkorb weiten, das Brustbein und den Kopf anheben.
- Nach 3–5 Atemzügen behältst du den Kopf unten und bewegst ihn mehrmals im Halbkreis von einer Seite zur anderen.

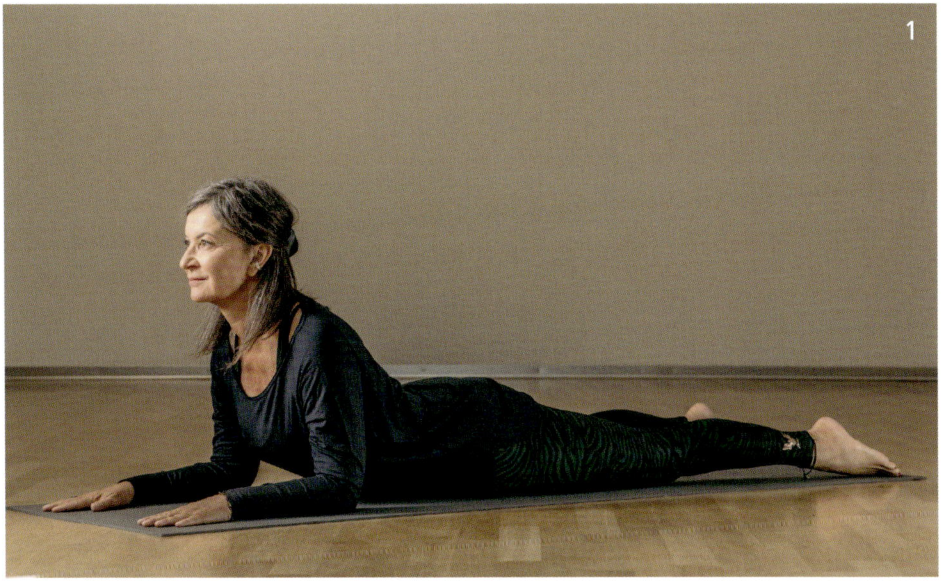
1

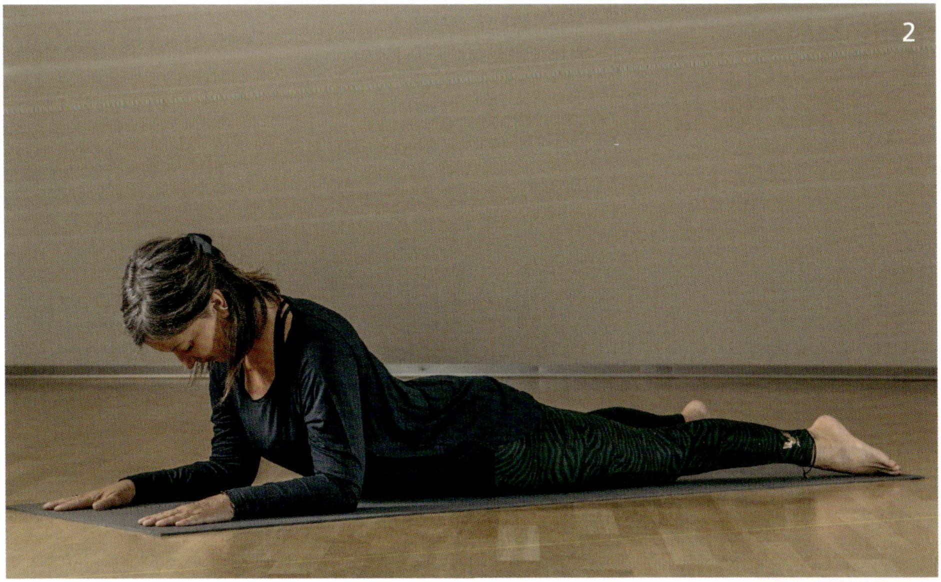
2

Schultermobilisation mit Gurt 1

Mobilisation der Schultern. Verbesserung der Beweglichkeit der Schultern.

- Setze dich im Fersensitz auf Blöcke oder ein Kissen.
- Mache mit dem Yoga-Gurt eine große Schlinge.
- Greife den Gurt relativ weit und ziehe ihn kraftvoll auseinander (1).
- Behalte den Zug nach außen bei und lasse die gestreckten Arme von den Knien aus über vorne aufsteigen – bis über den Kopf (2) und so weit hinter den Körper wie möglich (3) (4). Senke die gestreckten Arme dann wieder nach vorne ab. Die Schultern bleiben entspannt.
- Wiederhole etwa 5-mal und spüre dann der Übung nach.
- Je schmaler die Schlinge des Gurts, umso schwieriger. Beginne mit einem weiten Griff und steigere die Übung mit jeder weiteren Wiederholung.

Variante: Diese Übung kannst du nach dem Duschen mit deinem Badetuch machen.

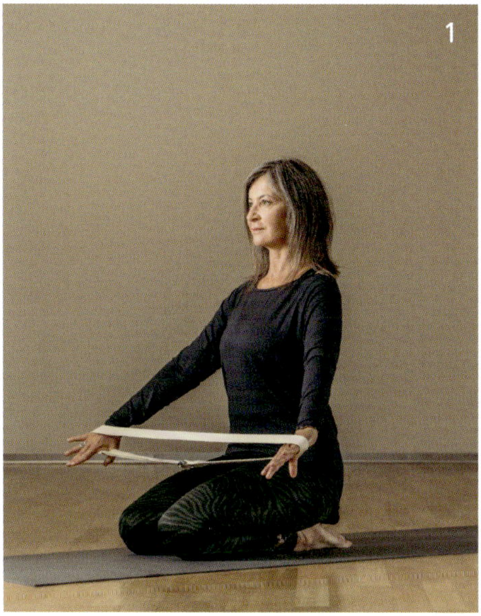
1

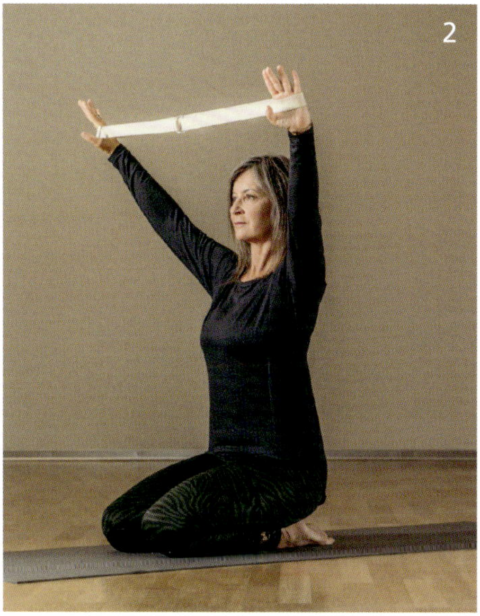
2

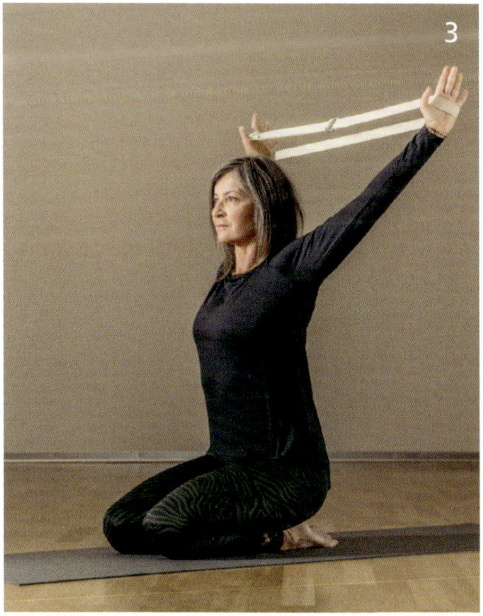
3

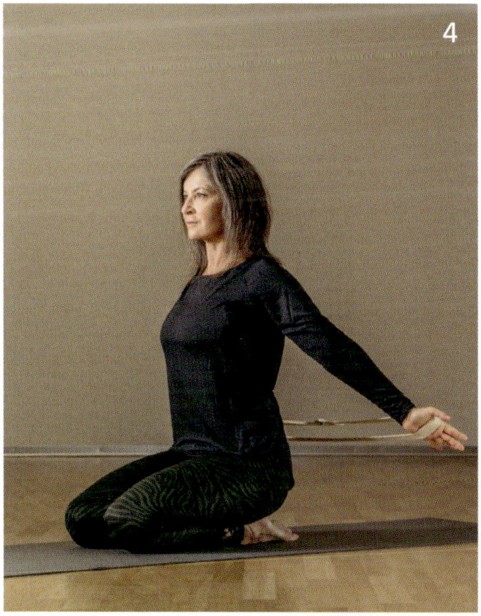
4

Schultermobilisation mit Gurt 2

Aufrichtung der Brustwirbelsäule. Die Atmung kann bis in die oberen Lungenspitzen fließen. Fördert das Zusammenspiel der Muskulatur des Schultergürtels.

- Setze dich im Fersensitz auf Blöcke oder ein Kissen.
- Forme aus dem Gurt eine schmale Schlinge (etwa schulterbreit). Lege die Schlinge um die Oberarme, sodass die Schnalle mittig ist.
- Winkle die Arme nach vorne an. Dehne den Gurt kraftvoll auseinander.
- Hebe die Ellenbogen langsam an und senke sie wieder ab. Die Schultern bleiben entspannt, während der Kraftimpuls nach außen bestehen bleibt.
- Etwa 10-mal wiederholen und dann nachspüren.

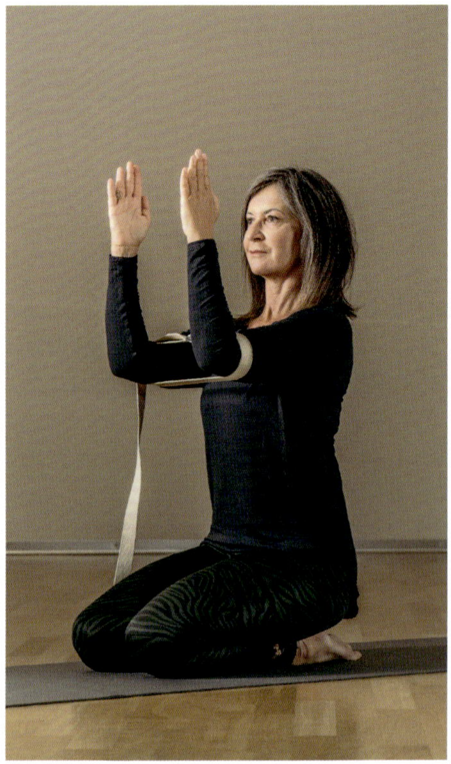

Schultermobilisation mit Block 3

Aktivierung des serratus anterior und des Brustmuskels.

- Setze dich im Fersensitz auf Blöcke oder ein Kissen.
- Nimm einen Block quer zwischen die gebeugten Ellenbogen.
- Drücke den Block zusammen und schiebe ihn gedanklich nach vorne weg.
- Hebe die Ellenbogen langsam an und senke sie wieder ab. Die Schultern bleiben entspannt.
- Etwa 10-mal wiederholen und dann nachspüren.

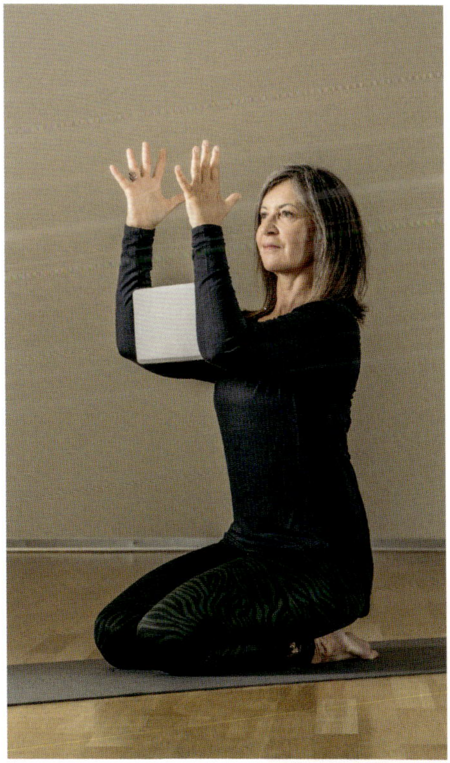

Schultermobilisation mit Gurt 4

Mobilisation im Schultergürtel. Fördert die Beweglichkeit und Kraft aller an der Bewegung beteiligten Muskeln. Löst Verklebungen.

- Setze dich im Fersensitz auf Blöcke oder ein Kissen.
- Bringe den Gurt hinter den Rücken. Stecke die Hände bis etwas oberhalb der Handgelenke in die schmale Schlaufe. Die Schnalle ist mittig. Strecke deine Finger aktiv und fächere sie auf. Ziehe den Gurt mit gestreckten Armen kraftvoll auseinander.
- Kreise die Schultern mehrmals nach hinten und nach vorne, während du den Gurt kraftvoll auseinanderziehst. Wechsle mehrmals die Kreisrichtung und beende die Übung mit dem Zurückkreisen.

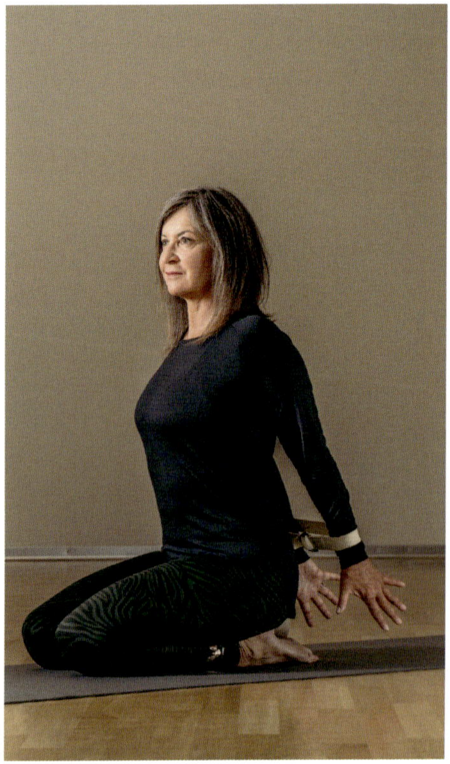

Schultermobilisation mit Gurt 5

Dehnung der vorderen Schulterpartie. Weiten des Brustkorbs. Kräftigung der oberen Rückenpartie.

- Behalte den Gurt hinter dem Rücken oberhalb der Handgelenke. Die Handflachen zeigen zueinander.
- Spreize die Finger aktiv und ziehe den Gurt auseinander.
- Hebe die gestreckten Arme hinter dem Rücken an und senke sie wieder ab. Die Schultern bleiben entspannt.
- Etwa 10-mal wiederholen und dann nachspüren.

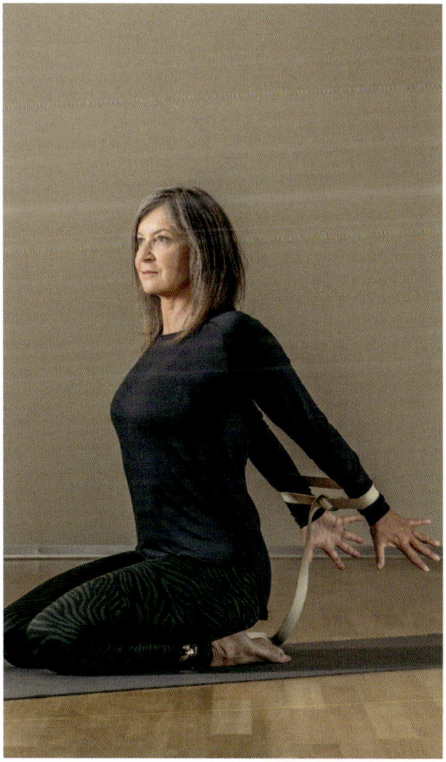

Schultermobilisation mit Block 6

Dehnung der vorderen Schulterpartie. Weiten des Brustkorbs. Kräftigung der oberen Rückenpartie.

- Nimm nun den Block quer hinter dem Rücken zwischen die Hände.
- Rolle die Schultern zurück und schiebe die Arme kraftvoll nach hinten unten weg. Drücke dabei den Block zusammen und spreize die Finger aktiv.
- Hebe und senke die Arme, während du den Block zwischen deinen Händen so stark wie möglich zusammendrückst. Die Schultern bleiben entspannt, ebenso das Gesicht.
- Etwa 5-mal wiederholen und dann nachspüren.

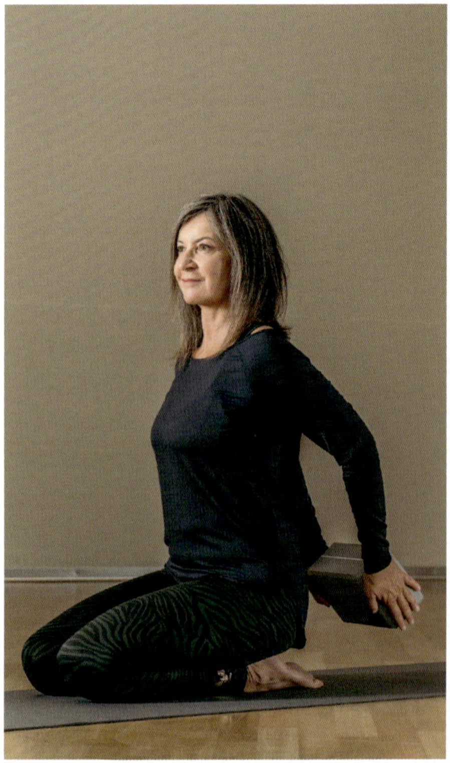

Kräftigung mit dem Rubber-Loop

Kräftigung der Schulterblattmuskulatur (Rotatoren).

- Lege beide Hände in die Gummischlinge/den Rubber-Loop. Die Handflächen zeigen nach oben, die Daumen nach außen.
- Die Oberarme bleiben dicht am Körper, die Ellenbogen sind im Winkel von 90 Grad gebeugt.
- Während die Ellenbogen dicht an der Taille bleiben, schwenke die Unterarme nach außen, sodass das Band gedehnt wird. Löse die Dehnung wieder.
- Etwa 10-mal wiederholen und dann nachspüren.

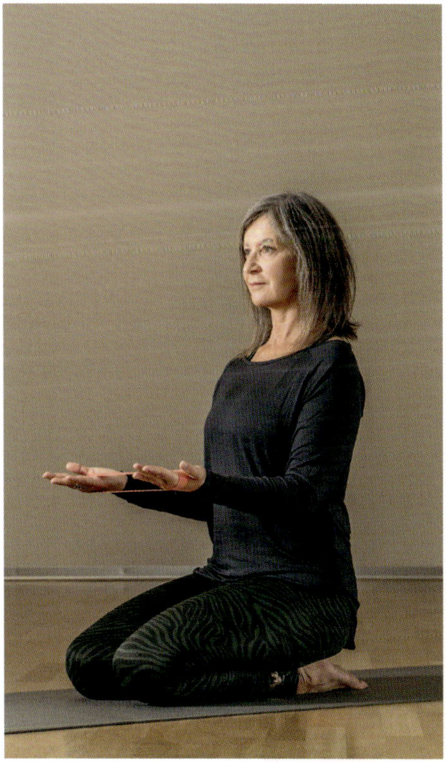

Schulterdehnung 1 mit Kraftimpuls

Dehnung der Schulterpartie und des oberen Rückens.

- Kreuze die gestreckten Arme vor deinem Körper auf Brusthöhe, beuge dann beide Arme und schlinge die Unterarme umeinander, bis die Handflächen zueinanderkommen bzw. die Fingerspitzen der einen Hand den Handballen der anderen berühren. Die Schultern bleiben entspannt.
- Drücke die Ellenbogen gegeneinander und löse den Druck nach 15 Sekunden wieder.
- Bewege die verschränkten Arme. Hebe sie an, lasse sie Richtung Bauchnabel sinken, rolle dich zusätzlich im Oberkörper ein, kreise mit den Armen usw.
- Finde beim Durchbewegen immer wieder neue Positionen, in denen du die Ellenbogen erneut für 15 Sekunden gegeneinanderdrückst.
- Spüre nach und wechsle die Seite.

Variante: Kreuze die gestreckten Arme vor deinem Körper, beuge die Arme und lege die Hände auf die Schulter.

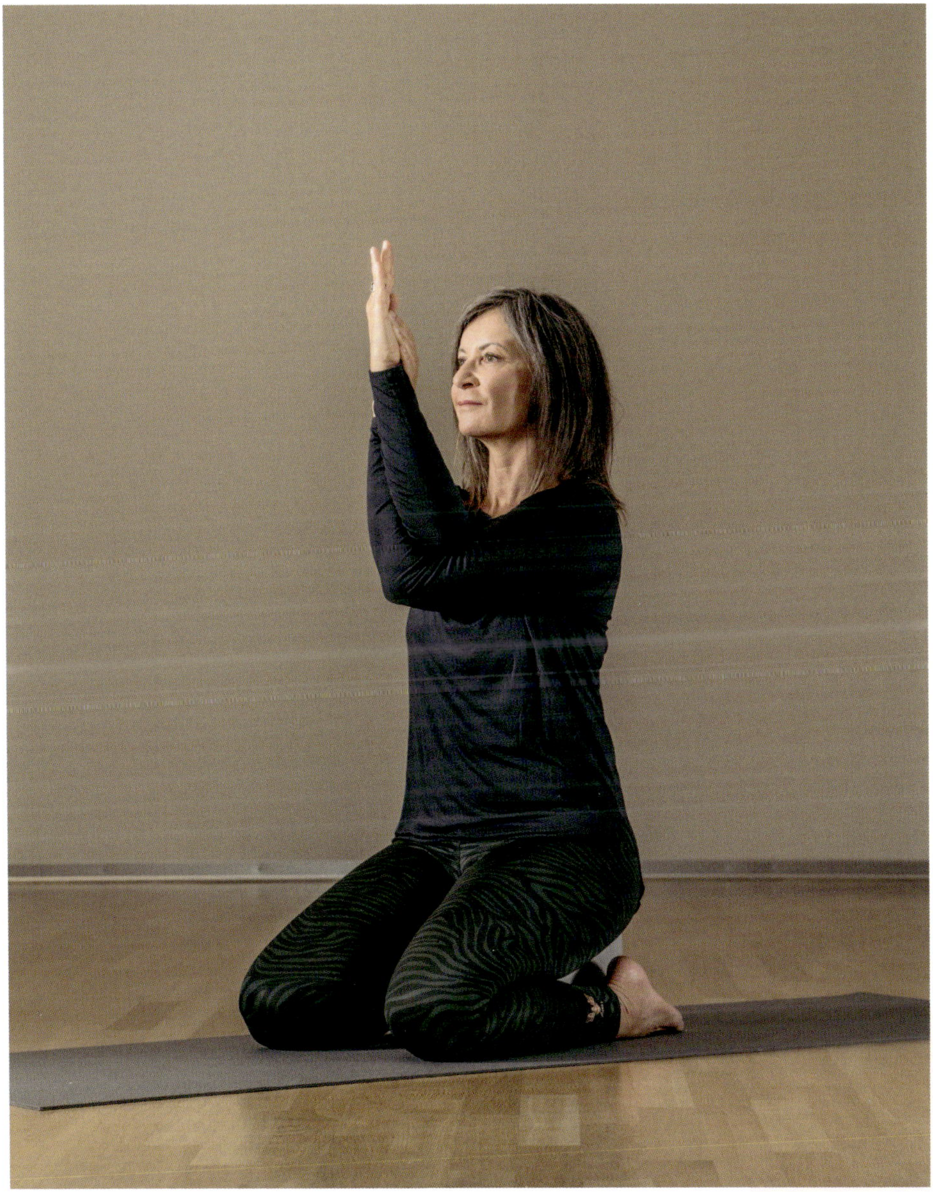

Schulterdehnung 2 mit Kraftimpuls

Fördert die Beweglichkeit der Schultern. Löst Verklebungen der Schulterblattmuskulatur. Schafft Raum im Schultergelenk.

- Drehe den linken Arm ein, beuge ihn und führe ihn nach hinten.
- Lege deinen Handrücken auf dem Rücken ab. Verweile so mehrere Atemzüge.
- Wenn es deine Beweglichkeit erlaubt, führe die Hand etwas höher hinauf, sodass der Handrücken auf deinem Rücken möglichst weit nach oben geht. Verweile mehrere Atemzüge in einer aufrechten, entspannten Haltung.
- Wenn es deine Beweglichkeit erlaubt, greife mit der rechten Hand von unten an deinen linken Ellenbogen. Die Schultern bleiben entspannt. Der Rücken aufgerichtet.
- Schiebe deinen Handrücken kraftvoll gegen den Rücken und halte diesen Kraftimpuls für 15 Sekunden. Löse und warte ein paar Sekunden. Wiederhole die Übung insgesamt 3-mal.
- Spüre nach und wechsle die Seite.

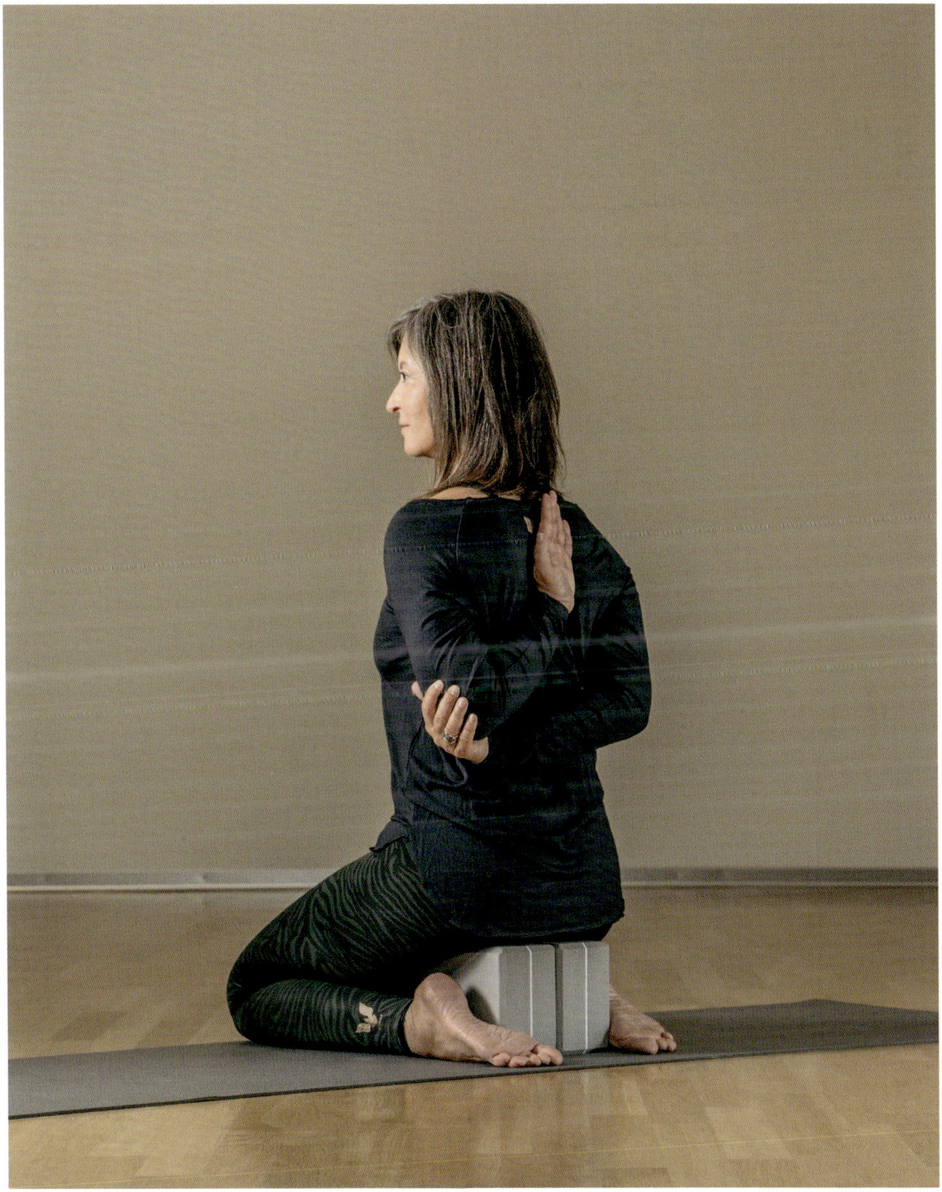

Skorpion mit Kraftimpuls

Dehnung des kleinen Brustmuskels im vorderen Schulterbereich sowie der frontalen Armlinien und der Spirallinie.

- Begib dich in die Bauchlage. Lege den rechten Arm seitlich auf Schulterhöhe ab. Der Winkel im Ellenbogen ist etwas weiter als 90 Grad und der Ellenbogen etwas weiter oberhalb der Schulter. Stelle die linke Hand neben den Rippen auf.
- Hebe das linke Bein an und schwenke es über das rechte. Rolle dich dabei auf die rechte Seite, bis du eine Dehnung über den Brustkorb, die Schulter und den Arm spürst. Die rechte Schulter bleibt dabei möglichst entspannt.
- Öffne die Hüfte weiter, indem du dein linkes Knie beugst. Das Knie ist nun der höchste Punkt. Stelle wenn möglich die Fußspitzen am Boden ab.
- Bleibe in der Rotation und drücke für 15 Sekunden die Fingerkuppen der liegenden Hand in den Boden. Löse die Spannung auf.
- Drücke nun für 15 Sekunden die Fingerkuppen und das Handgelenk nach unten. Löse wieder auf.
- Zum Abschluss drücke die Fingerkuppen, das Handgelenk und die Ellenbogen gleichzeitig in den Boden. Löse dann auf.
- Finde zurück in die Bauchlage und spüre nach. Wechsle dann die Seite.

Variante: Du kannst die Übung auch stehend an der Wand ausführen.

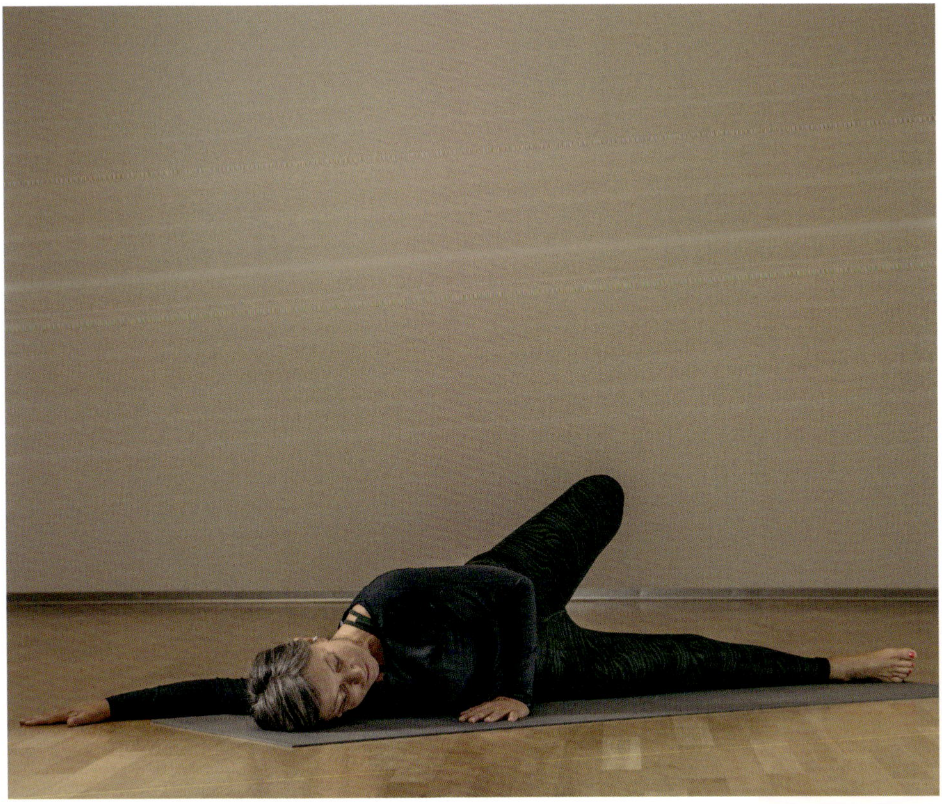

Arm einfädeln mit Kraftimpuls

Dehnung der myofaszialen rückwärtigen Armlinie.

- Hebe deinen Oberkörper in der Bauchlage leicht an. Stelle die linke Hand neben den Rippen auf. Fädle den rechten Arm lang unter deinem Oberkörper durch, sodass die Handkante aufliegt. Die Schultern bleiben nach vorne ausgerichtet.
- Drücke mit der Handkante und dem kleinen Finger aktiv in den Boden. Löse nach 15 Sekunden und lasse dich tiefer in die Dehnung sinken.
- Drücke nun zusätzlich zum kleinen Finger und der Handkante auch das Handgelenk und den rechten Ellenbogen in den Boden. Löse nach 15 Sekunden und lasse dich noch tiefer in die Dehnung sinken.
- In der letzten Runde schiebst du dich, während du mit den vier vorherigen Punkten drückst, in das rechte Schulterblatt hinein. Löse nach 15 Sekunden.
- Komme zurück in die Bauchlage. Lege die Arme entspannt ab und spüre nach.

Variante: Du kannst die Übung auch stehend an der Wand ausführen.

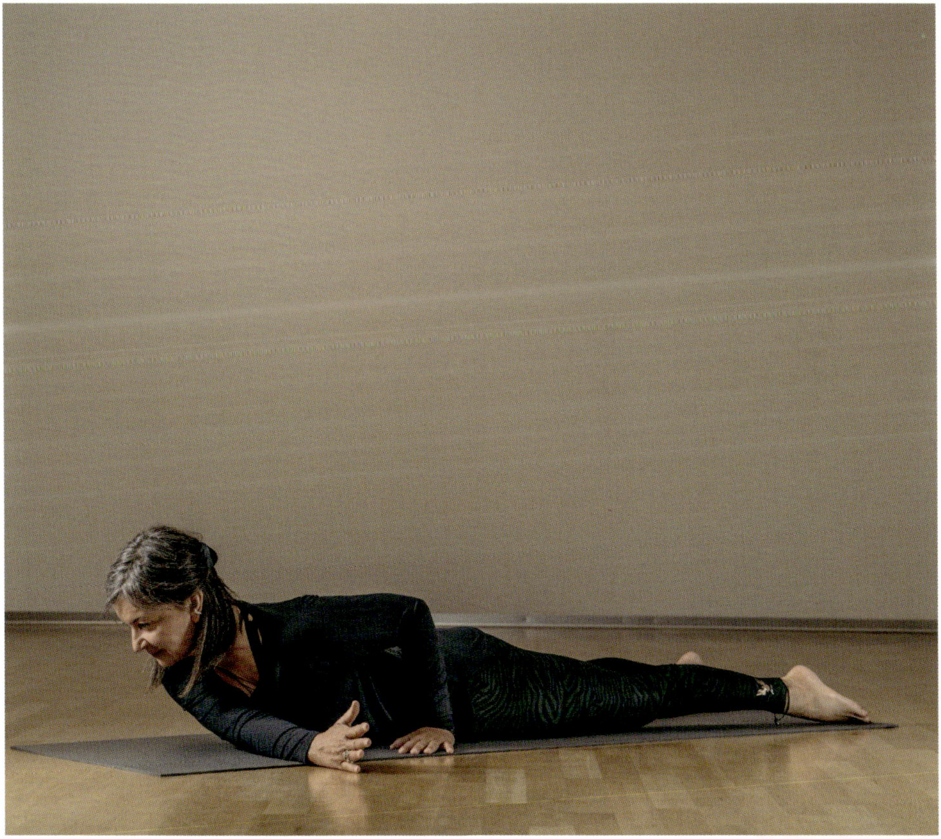

Hintere Achselfalte lockern

Löst myofasziale Verklebungen entlang der Laterallinie, genau im oberen Anteil des Latissimus und den Schulterrotatoren.

- Verwende für die Übung den 9-cm-Ball oder den Doppel-Ball (Peanut).
- Lege dich auf deine rechte Seite. Stelle das obere Bein auf. Das untere Bein ist entspannt gebeugt. Platziere den Ball hinten an der Achselfalte im unteren Bereich. Bringe die verschränkten Hände mit weit geöffneten Ellenbogen an den Hinterkopf. Du kannst den unteren Ellenbogen während des Übungsaufbaus und zur Entspannung innerhalb der Übung auf der Matte abstützen.
- Rotiere im Oberkörper, bis dein Brustbein zur Decke zeigt (1).
- Drehe den Oberkörper wieder zurück, bis das Brustbein zur Erde zeigt (2).
- Wechsle immer wieder die Position des Balls/Peanuts und mache dich auf die Suche nach verklebten Stellen.
- Entferne den Ball und spüre in einer bequemen Position nach. Wiederhole die Übung auf der anderen Seite.

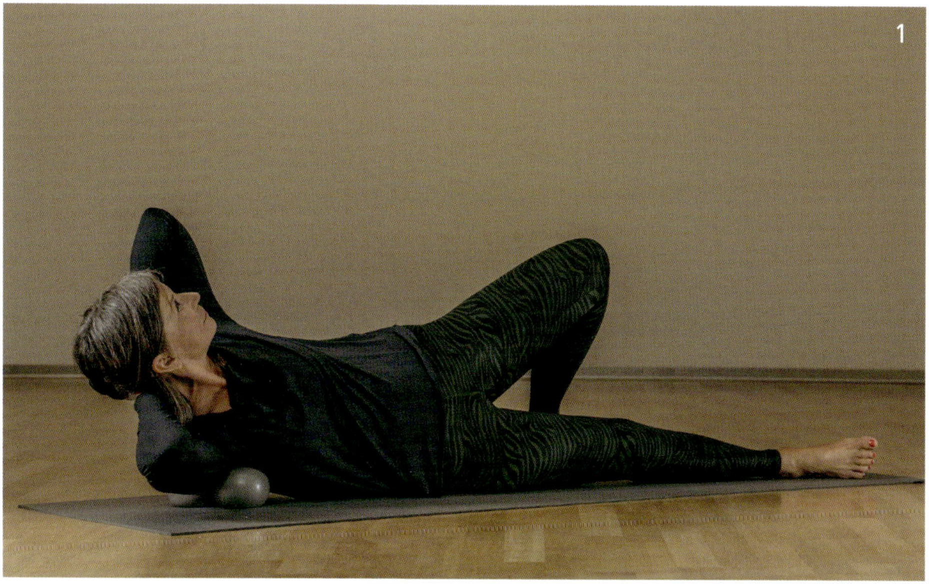
1

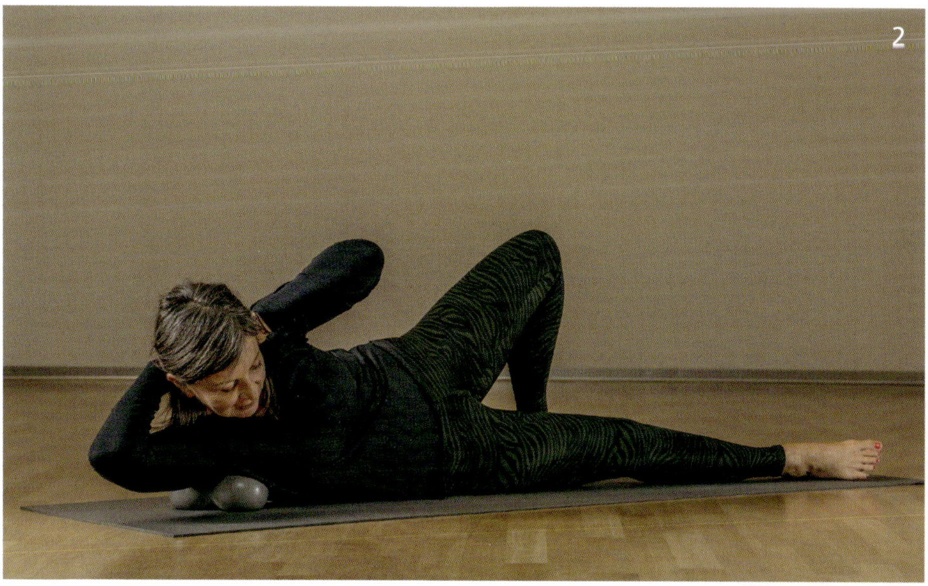
2

Schulterblattrand lösen

Löst myofasziale Verklebungen entlang des Schulterblatts.

- Verwende für die Übung den 5-cm-Ball.
- Komme in die Rückenlage. Platziere den Ball am unteren inneren Schulterblattrand auf der rechten Seite. Lege die rechte Hand entspannt auf die linke Schulter. Stelle die Füße auf und schwenke die Knie nach rechts. Die Füße und die Knie bleiben dabei eng zusammen (1). Je weiter du die Knie nach rechts bringst, umso größer wird der Druck und umso intensiver die Übung.
- Lasse dich zuerst in den Ball hineinschmelzen und lenke den Atem für drei Atemzüge in den Druckpunkt. Gib dann dem Körper ein paar Impulse über die Füße, indem du in ein »Ruckeln« kommst.
- Bewege zum Abschluss den rechten Arm frei in der Luft (2).
- Um den Ball zum nächsten Punkt zu verschieben, führe die Knie nach links und rutsche etwas fußwärts. Der Ball liegt jetzt im mittleren unteren Bereich des Schulterblattrands. Wiederhole die oberen drei Varianten (schmelzen und atmen – ruckeln – den Arm frei bewegen).
- Wiederhole die Sequenz an zwei weiteren Stellen am inneren Schulterblattrand: im mittleren oberen Bereich und dann ganz oben.
- Nimm den Ball weg, finde in eine entspannte Rückenlage und spüre nach. Wechsle dann die Seite.

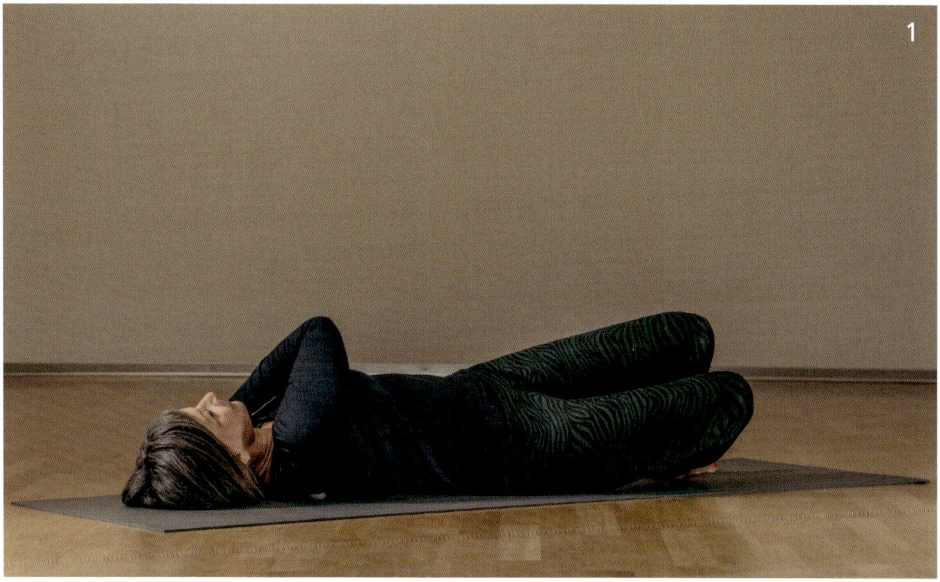

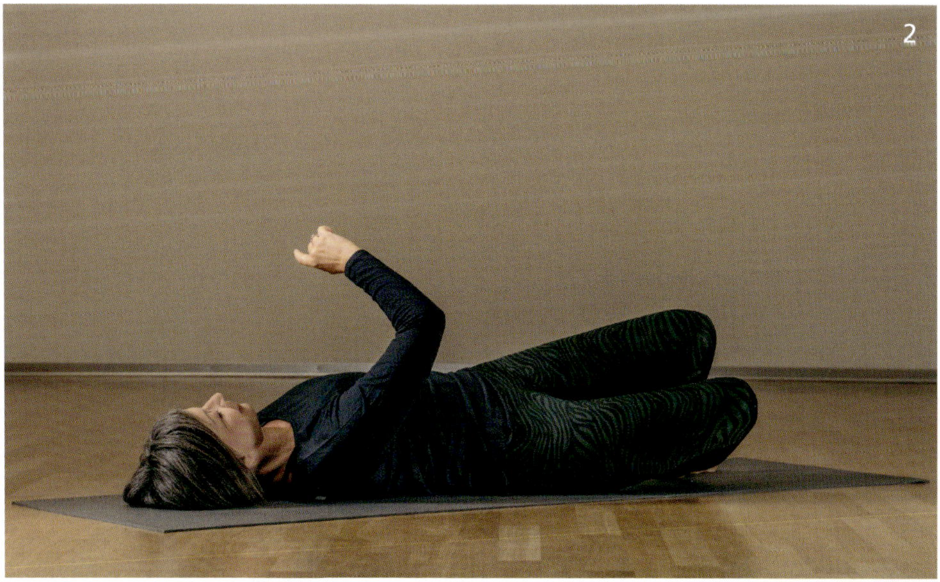

Oberen Rücken ausrollen

Löst myofasziale Verklebungen entlang der Rückenlinie.

- Verwende für die Übung den Doppel- Ball (Peanut). Begib dich in die Rückenlage und platziere ihn auf Höhe des BHs. Die Wirbelsäule befindet sich in der Vertiefung zwischen den beiden Bällen.
- Verschränke die Arme vor der Brust oder nimm die Hände an den Hinterkopf.
- Stelle die Füße entspannt auf und hebe das Gesäß leicht an.
- Rolle den oberen Rücken nach oben und unten aus.
- Drehe dich nach ein paar geraden Rollbewegungen zu einer Seite ein und rolle seitlich weiter. Führe das seitliche Rollen auch auf der anderen Seite durch.
- Nimm den Ball weg, finde in eine entspannte Rückenlage und spüre nach.

Variante: Du kannst die Übung auch stehend an der Wand ausführen.

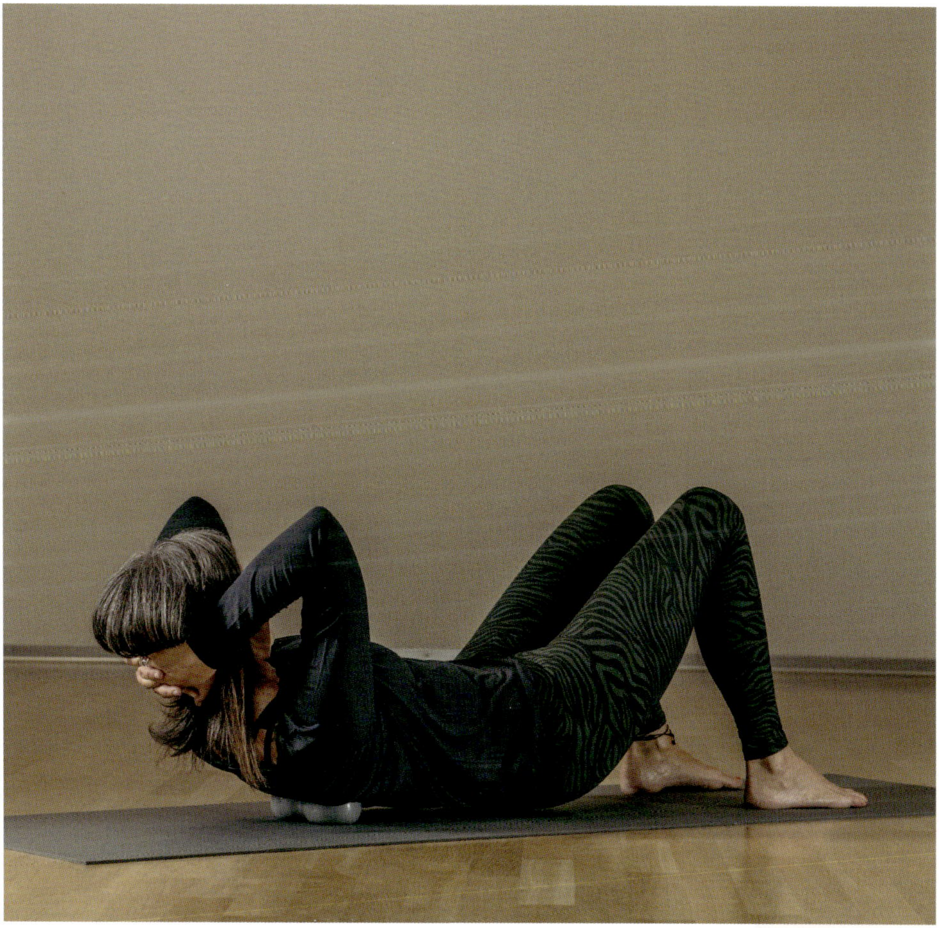

Triggerpunkte des Nackens lösen

Löst myofasziale Verklebungen. Entspannung der Triggerpunkte.

- Verwende für die Übung den Doppel-Ball (Peanut) oder zwei 9-cm-Bälle. Wenn du zwei 9-cm-Bälle verwendest, kannst du sie in einen Strumpf stecken, damit sie nicht auseinanderrutschen.
- Begib dich in die Rückenlage und platziere die Bälle ganz oben im Schulterbereich. Die Wirbelsäule befindet sich in der Vertiefung zwischen den beiden Bällen. Stelle die Füße auf, möglichst nahe an das Gesäß heran.
- Hebe das Becken in die Schulterbrücke an. Gehe so weit, bis ein starker Druck auf den Triggerpunkten entsteht. Bleibe für 1–2 Minuten in dieser Position (1). Hebe und senke deine Arme einige Male ganz langsam (2). Dein Atem fließt dabei gleichmäßig und entspannt.
- Löse leicht, verändere deine Position etwas, sodass du mit einem anderen Winkel auf die Punkte triffst, und erhöhe den Druck wieder für 1–2 Minuten.
- Lege die Bälle weg, finde in eine bequeme Rückenlage und spüre nach.

Variante: Du kannst die Übung auch stehend an der Wand ausführen.

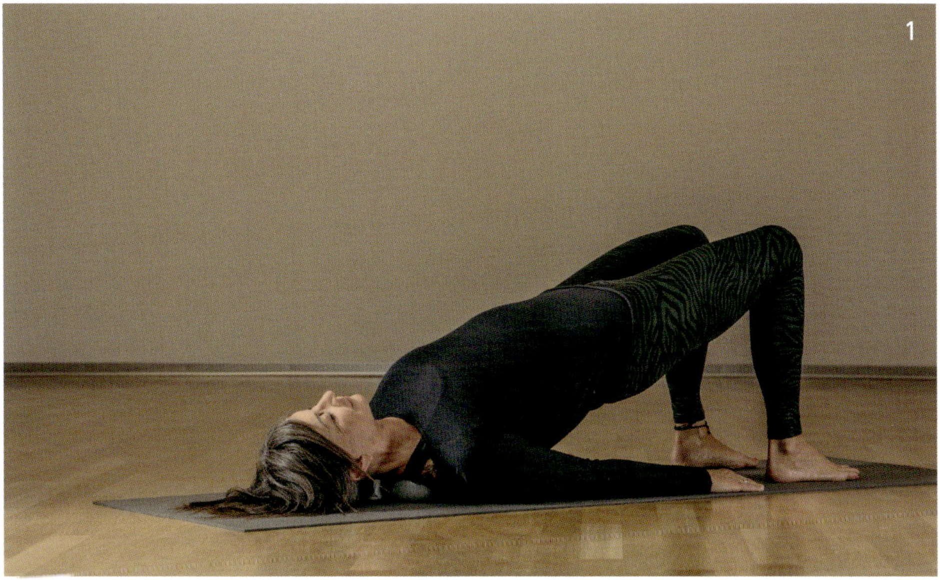
1

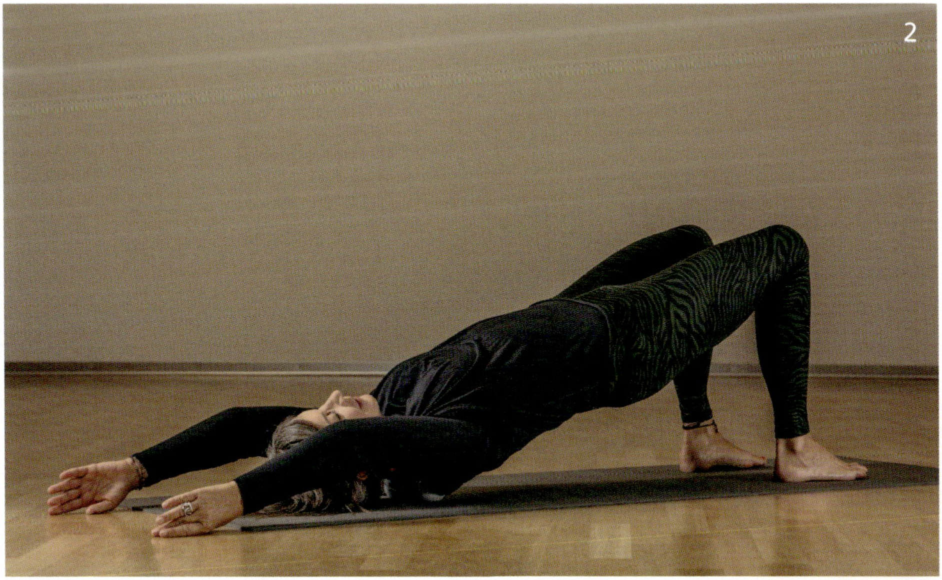
2

Entlastung für den Nacken

Löst myofasziale Verklebungen. Entspannung der Triggerpunkte.

- Verwende für die Übung einen Yoga-Block, einen Dome oder den Doppel-Ball (Peanut).
- Komme in die Rückenlage und stelle die Füße bequem auf.
- Lege den Hinterkopf auf dein Tool, so, dass es sich im Übergang vom Kopf zum Nacken an der Schädelbasis befindet.
- Mache dich mit kleinen, langsamen Bewegungen des Kopfs auf die Suche nach Triggerpunkten. Schmelze in diese hinein. Entspanne.
- Drehe den Kopf ganz langsam auf eine Seite, verweile immer wieder an Stellen, die sich verspannt anfühlen, und mache dabei kleine Nickbewegungen. Atme ruhig und gelassen ein und aus.
- Lasse dir Zeit. Übe sanft. Führe diese Selbstmassage für etwa 3–5 Minuten aus. Genieße die Dekompression, die in der Halswirbelsäule entsteht.
- Lege das Tool weg, finde in eine entspannte Rückenlage und spüre nach.

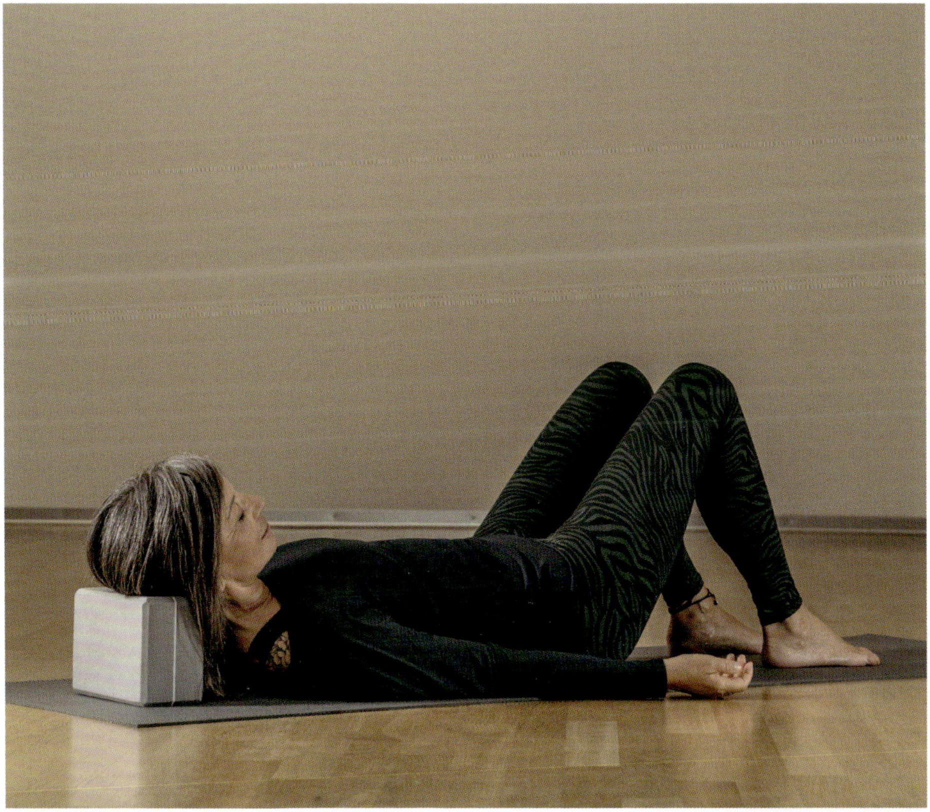

Yoga-Therapie Nacken

Vorbereitung

Für diese Übungssequenz brauchst du eine Yoga-Matte, ein Kissen oder zwei Blöcke für einen bequemen Fersensitz, einen Faszienball mit etwa 5 cm und einen mit 9 cm Durchmesser, einen Noppenball sowie einen Spirit-Ball. Der Spirit-Ball hat einen Durchmesser von ca. 18 cm. Durch Aufblasen oder Ablassen von Luft kann die Festigkeit angepasst werden.

Beginne mit einem Test.

Drehe den Kopf im Sitzen oder in der Rückenlage nach rechts und links. Spüre hinein und beobachte, wie weit und wie entspannt du die Rotation ausführen kannst. Geht die Bewegung auf beide Seiten gleich gut? Ist sie irgendwo eingeschränkt? Ist die Bewegung geschmeidig oder fühlt es sich wie »Sand im Getriebe« an?

Am Ende der Übungssequenz wiederhole diesen Test und achte insbesondere darauf, was sich verändert hat. Wo geht die Bewegung leichter, freier? Wo ist der Bewegungsumfang größer oder geschmeidiger oder ausgeglichener?

Wiederhole den Test vom Beginn der Übungseinheit entweder im Sitzen oder in Rückenlage. Drehe den Kopf nach rechts und links. Spüre hinein und beobachte, wie weit und entspannt du die Rotation nun im Vergleich zum Anfang ausführen kannst.

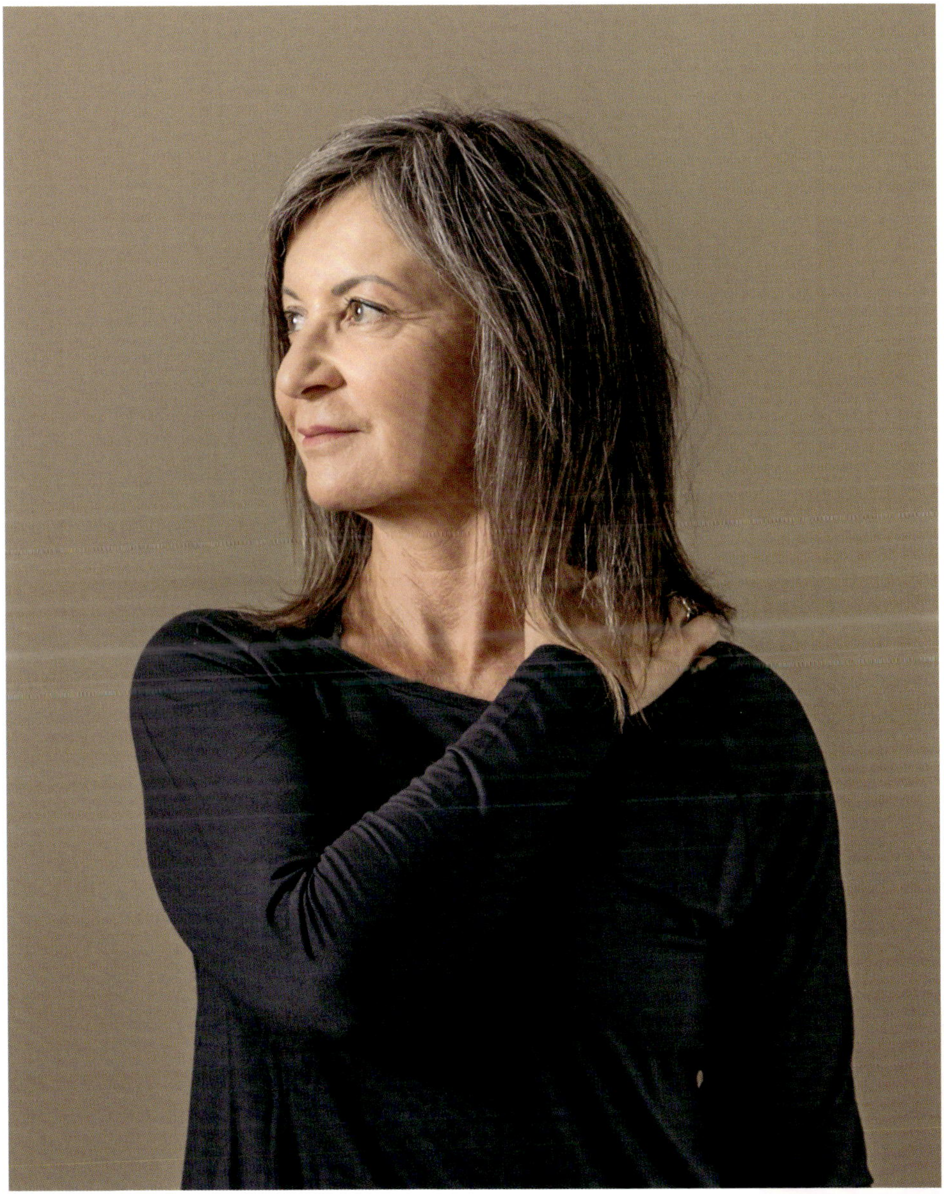

Schütteln

Lockerung des gesamten Körpers. Verbesserung der relativen Beweglichkeit der verschiedenen Gewebeschichten zueinander. Löst Verklebungen im Myofasziensystem. Aktiviert Energieströme.

- Stehe aufrecht und gut geerdet. Deine Arme hängen locker neben dem Körper. Die Knie sind entspannt.
- Federe in den Knien für ca. 1–3 Minuten, sodass dein ganzer Körper durchgeschüttelt wird. Der Atem fließt gleichmäßig.
- Spüre nach.

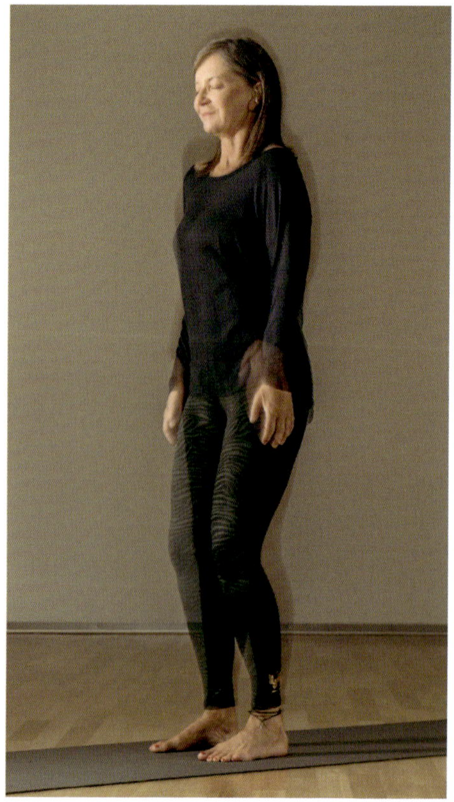

Fußmassage mit Ball

Entspannung der Plantarfaszie. Löst Verklebungen in der Fußsohle.

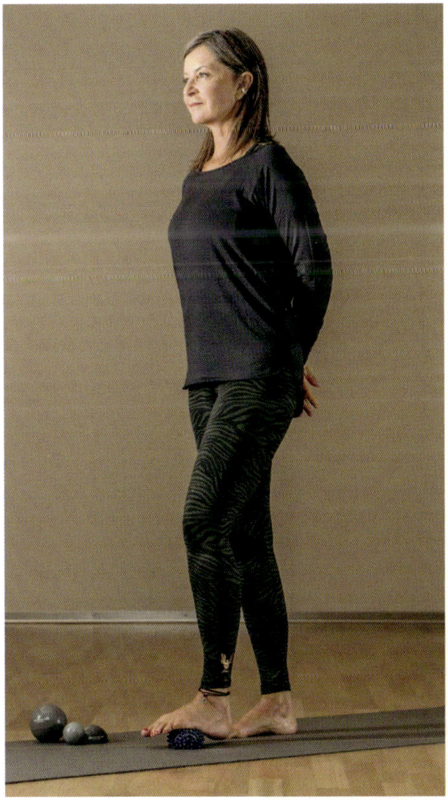

- Wähle für die Übung einen Noppenball, einen 5-cm-Ball oder einen 9-cm-Ball.
- Platziere den Ball unter dem linken Fußballen. Rolle deinen kompletten Fuß aus. Rolle über die Mitte – mal mehr an der Außenkante, mal mehr an der Innenseite –, über die einzelnen Zehen bis zur Ferse usw. So, wie es sich für dich gut anfühlt. Verlagere dein Gewicht auf den Fuß mit dem Ball und steuere so die Intensität der Übung. Die Zehen bleiben entspannt. Der Atem fließt gleichmäßig.
- Nach etwa 3 Minuten halte inne, stelle beide Füße nebeneinander und spüre nach. Wechsle die Seite.

Skorpion mit Dehnung

Dehnung des kleinen Brustmuskels im vorderen Schulterbereich sowie der frontalen Armlinien und der Spirallinie.

- Verwende für die Übung den 9-cm-Ball.
- Begib dich in die Bauchlage und platziere den Ball ganz außen in der Kuhle zwischen dem Schlüsselbein und der rechten Schulter.
- Lege den rechten Arm seitlich auf Schulterhöhe ab. Der Winkel im Ellenbogen ist etwas weiter als 90 Grad und der Ellenbogen etwas weiter oberhalb der Schulter. Stelle die linke Hand neben den Rippen auf.
- Hebe das linke Bein an und schwenke es über das rechte. Rolle dich dabei auf die rechte Seite, bis du eine Dehnung über den Brustkorb, die Schulter und den Arm spürst. Die rechte Schulter bleibt dabei möglichst entspannt und behält Kontakt zum Ball.
- Öffne die Hüfte weiter, indem du dein linkes Knie beugst. Das Knie ist nun der höchste Punkt. Stelle wenn möglich die Fußspitzen am Boden ab.
- Beginne mit kleinen kreisenden Bewegungen im Oberkörper, um die Region um den Ball zu massieren. Der Atem fließt gleichmäßig.
- Wenn du eine schmerzende Stelle findest, verweile ein paar Atemzüge und entspanne dich. Mache dich auf die Suche nach anderen verklebten Stellen und massiere sie gefühlvoll. Wiederhole das für etwa 3 Minuten.
- Finde zurück in die Bauchlage und spüre nach. Gehe dann direkt zur nächsten Übung auf Seite 112 und führe diese auf der rechten Seite aus.

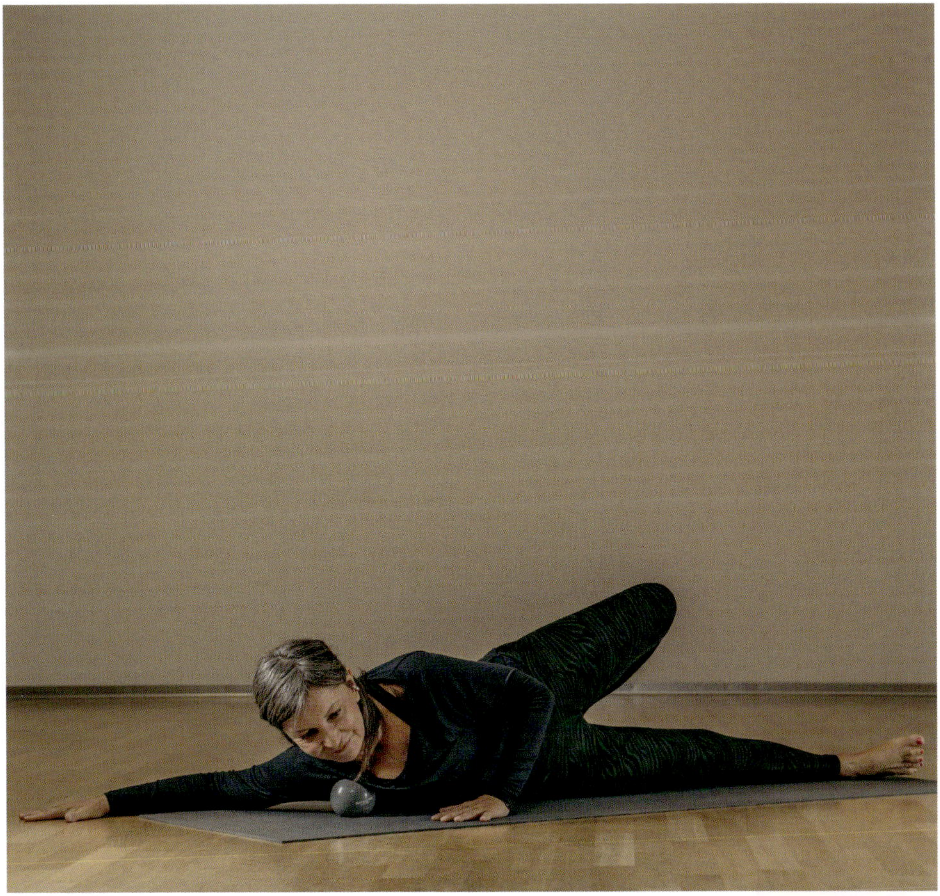

Nacken seitlich lösen

Lockerung und Entspannung der seitlichen Halsmuskulatur.

- Verwende für die Übung den 9-cm-Ball.
- Lege dich auf die rechte Seite und stelle den linken Fuß hinter dem rechten gestreckten Bein ab. Dein rechter Arm liegt bequem hinter dir.
- Platziere den Ball hinter dem rechten Ohr an der Schädelbasis. Passe deine Körperposition so an, dass du einen angenehmen Druck verspürst. Verweile einige Atemzüge, indem du dich immer mehr entspannst.
- Dann massiere den Ansatz vom Kopfwender (M. sternocleidomastoideus) und die Treppenmuskeln (M. scaleni), indem du den Kopf in verschiedene Richtungen bewegst: Drehe den Kopf leicht Richtung Decke und zur Matte im Wechsel. Der Ball bewegt sich dabei im Zickzack über den seitlichen Hals. Führe die Bewegungen äußerst behutsam aus, da in dieser Region viele Blutgefäße und Nervenstränge verlaufen. Verweile an schmerzhaften Stellen und nimm ein paar gelassene Atemzüge.
- Wenn du beim Schlüsselbein angekommen bist, lege den Ball beiseite, setze dich in einen bequemen Sitz und spüre nach.
- Drehe dann den Kopf nach rechts und links. Beobachte und spüre, ob du Unterschiede zwischen der rechten und der linken Seite wahrnehmen kannst.
- Führe die beiden Übungen (Skorpion von Seite 110 und diese Übung) jetzt auf der linken Seite durch.

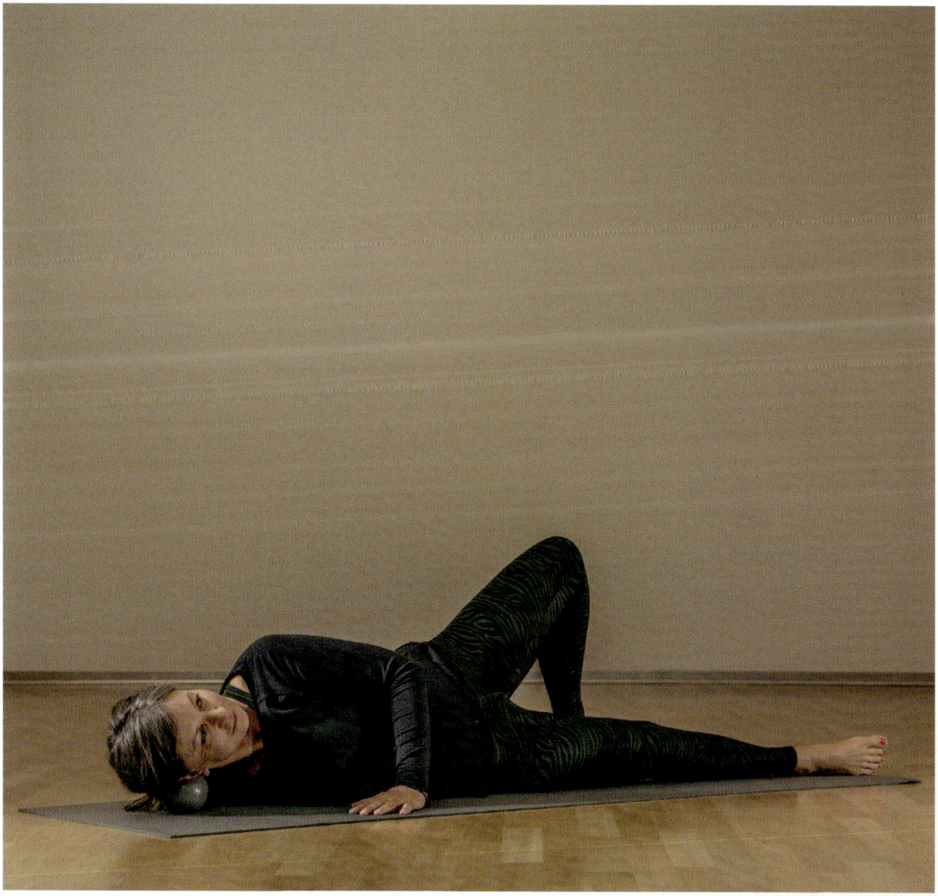

Löwenatmung

Mobilisation der Brustwirbelsäule. Dehnung des Brustraums vorne und im Bereich zwischen den Schulterblättern. Löst Verspannungen in der tiefen Nackenmuskulatur.

- Begib dich in die Katze (Vierfüßlerstand).
- Schiebe mit den Händen in den Boden und rolle den Rücken mit der Einatmung zum Katzenbuckel ein, sodass du den Bereich zwischen den Schulterblättern dehnst (1).
- Rolle dich mit der Ausatmung wieder bis in ein sanftes hohles Kreuz aus. Richte zum Schluss den Kopf auf und schaue nach vorne. Deine Zunge liegt dabei entspannt in der Mundhöhle. Wiederhole das einige Male.
- Nun einatmend den Bereich zwischen den Schulterblättern weiten und über den offenen Mund ausatmen. Dabei die Zunge weit rausstrecken und mit den Augen zur Mitte der Stirn schielen (2). Das Ausatmen ist intensiv und laut hörbar – wie ein schnaubender Löwe.
- Wiederhole 5-mal. Setze dich auf und spüre nach.

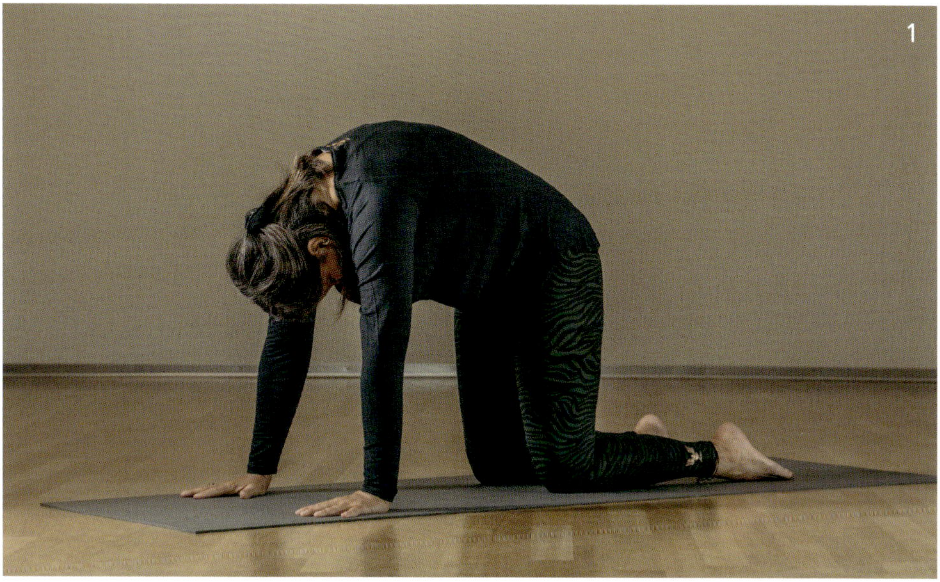

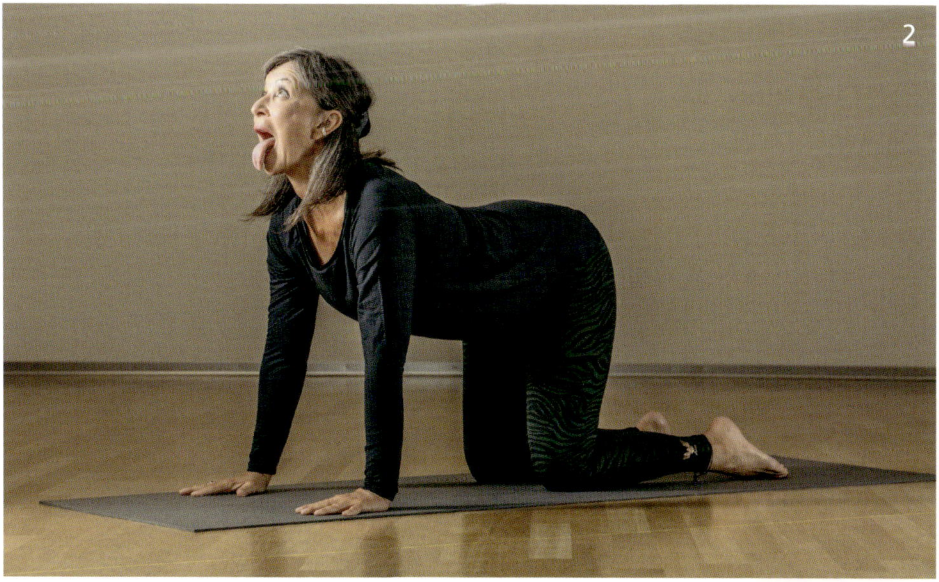

Nacken seitlich dehnen

Dehnung der seitlichen Halsmuskulatur und der Plantarfaszie. Entspannung des Nackens.

- Komme wenn möglich in den Fersensitz. Die Zehen bleiben aufgestellt.
- Führe den linken Arm gestreckt hinter den Körper. Greife das Handgelenk mit der rechten Hand und baue einen Zug nach rechts unten auf.
- Schiebe das linke Ohr nach oben in Richtung Decke, bis du eine angenehme Dehnung seitlich im Hals spürst.
- Bewege den Kopf leicht und finde immer wieder neue Positionen und Winkelstellungen in der Seitneige, um verschiedene Teile des seitlichen Nackens zu bearbeiten.
- Bleibe zwischendurch in unterschiedlichen Positionen und bewege dort nur deine Augen in alle Richtungen.
- Deine Zunge liegt während der gesamten Übung entspannt in der Mundhöhle. Dein Atem fließt ruhig und gleichmäßig.
- Experimentiere mit verschiedenen Dehnimpulsen für etwa 3 Minuten. Richte den Kopf auf, spüre nach und wechsle die Seite.
- Komme zum Lockern der Füße in einen Vierfüßlerstand und klopfe die Füße am Boden aus.

Variante: Bei Arthrose in den Zehengelenken oder sonstigen Problemen mit aufgestellten Zehen kannst du die Füße auch längen oder die Übung im Stand oder auf einem Hocker sitzend ausführen.

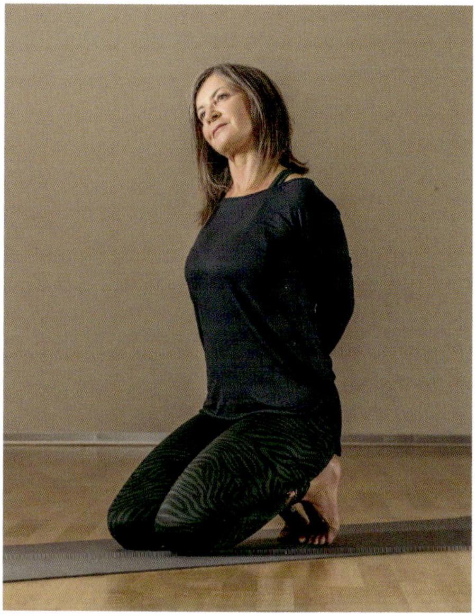

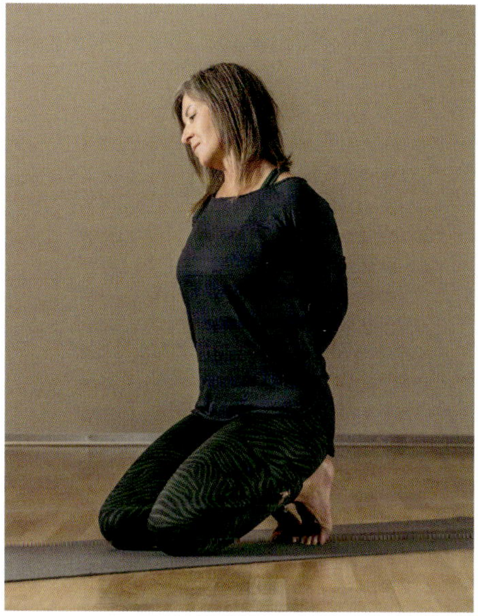

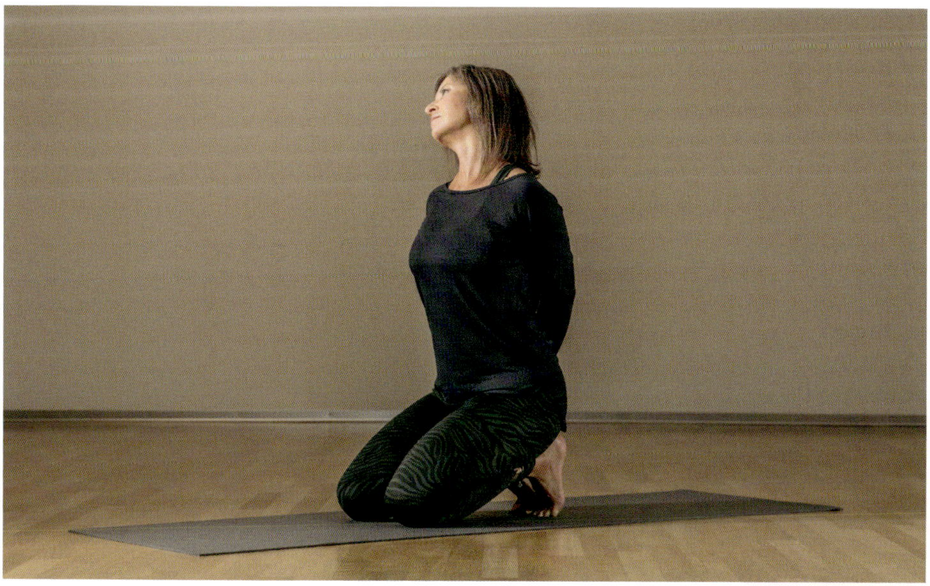

Eule

Lockerung der seitlichen Halsmuskulatur.

- Setze dich im Fersensitz auf Blöcke oder ein Kissen. Oder wahlweise auch auf einen Stuhl. Deine Lippen bleiben während der Übungen locker und die Zunge liegt entspannt in der Mundhöhle.
- Lege deine rechte Hand auf die linke Schulter, genau senkrecht unter die Ohrläppchen.
- Hake die Finger in den Muskel ein und ziehe ihn nach vorne unten. Drehe dabei den Kopf wie eine Eule ganz langsam nach rechts und links.
- Wiederhole die Übung 5- bis 10-mal zu jeder Seite
- Löse den Zug, spüre nach und wechsle die Seite.

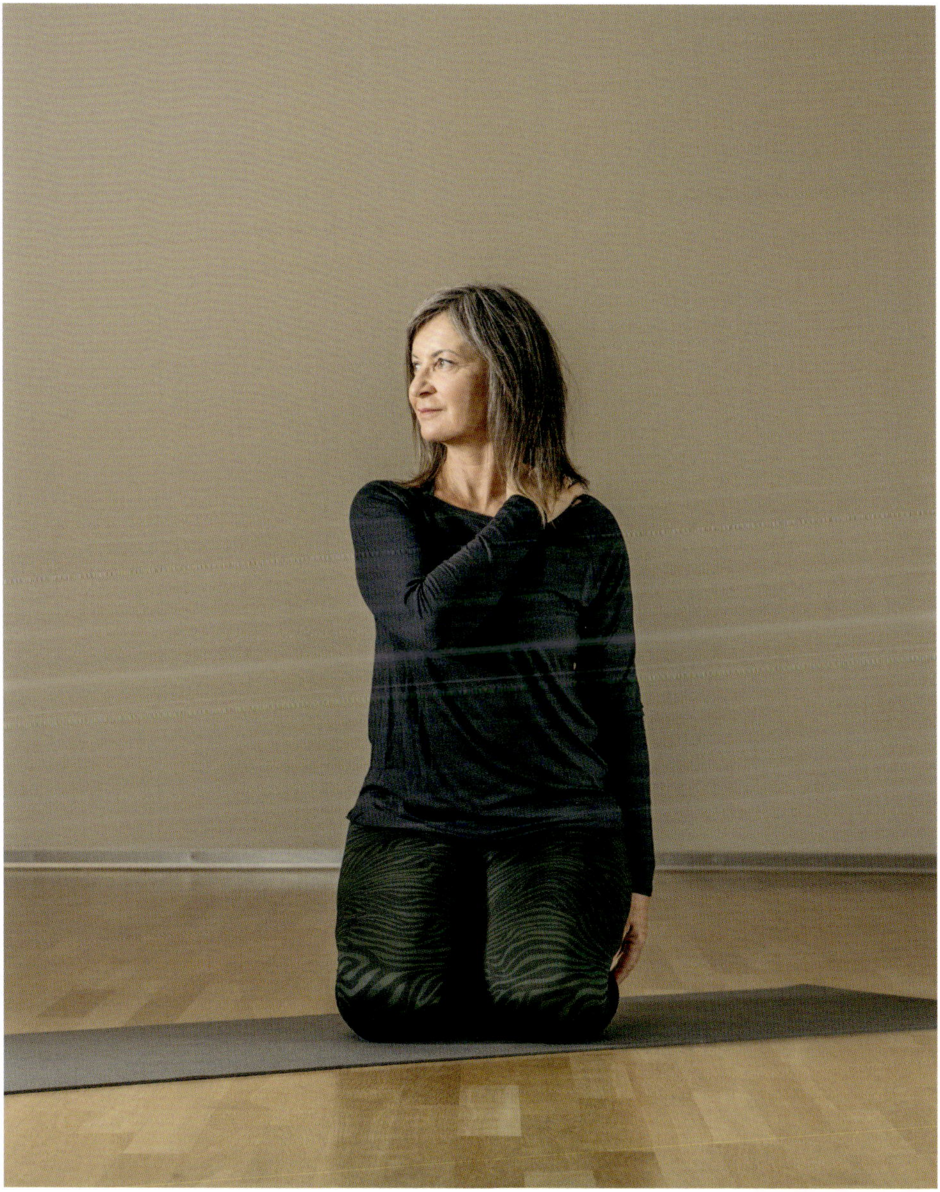

Gesichtsakupressur 1

Entspannung der Kau- und Kiefermuskulatur. Entlastet die tiefen Nackenmuskeln.

- Setze dich im Fersensitz auf Blöcke oder ein Kissen. Oder wahlweise auch auf einen Stuhl. Deine Lippen bleiben während der Übungen locker und die Zunge liegt entspannt in der Mundhöhle.
- Drücke mit den Kuppen deiner Zeigefinger in die Kuhlen hinter den Ohrläppchen (1). Verweile für einige Atemzüge.
- Bei der nächsten Variante »Fischmund« bleiben die Finger an derselben Stelle. Lasse deine Lippen entspannt und öffne und schließe den Mund wie ein Fisch (2). Mache das für etwa 30 Sekunden.
- Dann schiebe den Unterkiefer von einer Seite zur anderen (3). Auch wieder für 30 Sekunden, während dein Atem entspannt ein- und ausströmt.
- Bewege den Kiefer zum Abschluss nach vorne und wieder zurück (Schublade) (4). Ebenfalls für etwa 30 Sekunden.
- Löse den Druck, lasse die Arme sinken und spüre nach.

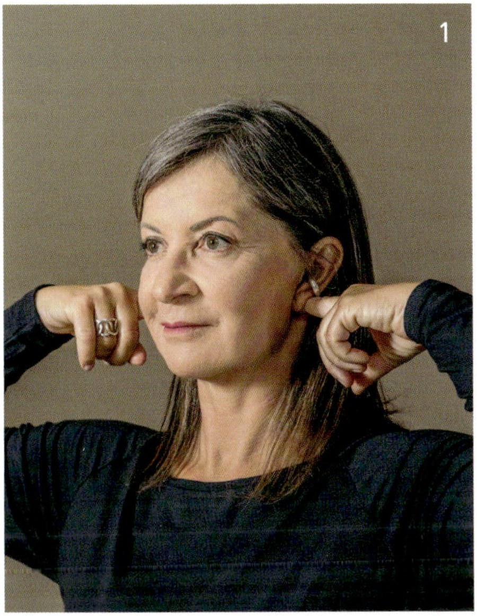
1

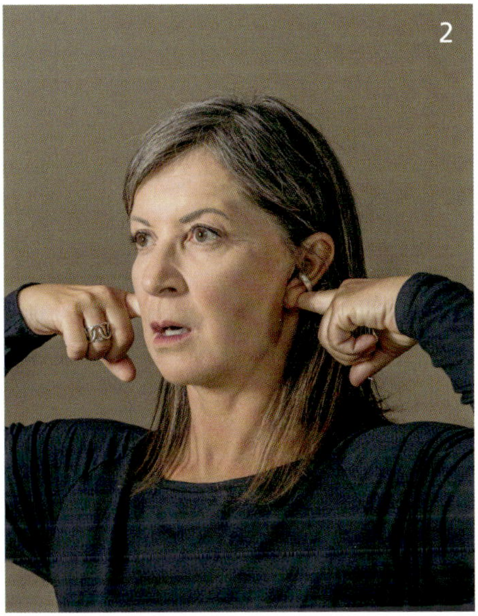
2

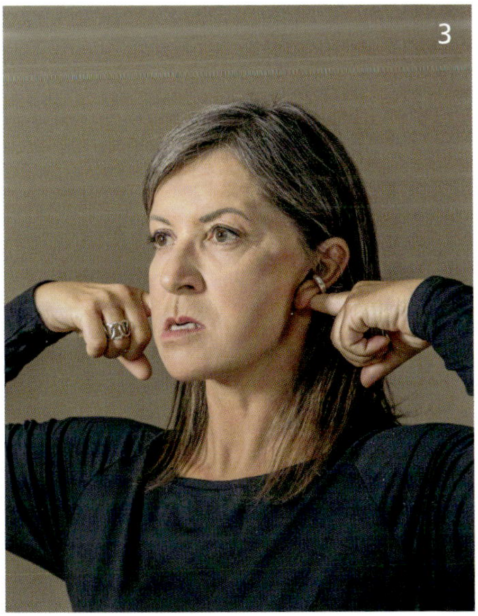
3

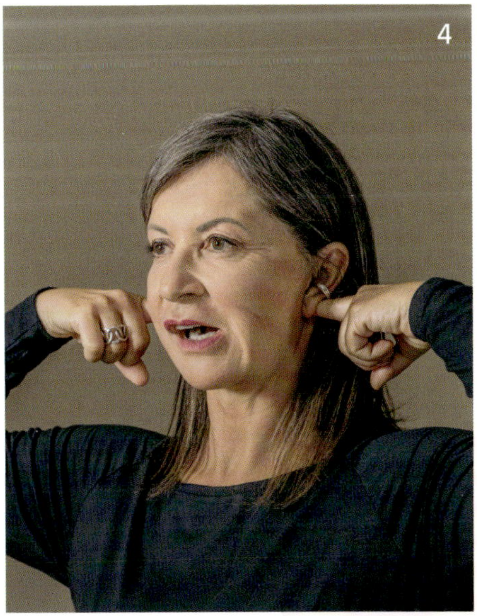
4

Indisches Kopfnicken

Mobilisation und Lockerung des Nackens, insbesondere der kurzen und tiefen Nackenmuskeln. Löst fasziale Spannungen zwischen Schädel und den beiden obersten Halswirbeln Atlas und Axis.

- Setze dich im Fersensitz auf Blöcke oder ein Kissen. Oder wahlweise auch auf einen Stuhl. Deine Lippen bleiben während der Übungen locker und die Zunge liegt entspannt in der Mundhöhle.
- Wiege deinen Kopf leicht von Seite zu Seite.
- Vielleicht warst du schon einmal in Indien und erinnerst dich an die kleinen Nickbewegungen der Einheimischen, wenn sie »Ja«, »Nein« oder »Vielleicht« ausdrücken wollten. Diese kleinsten seitlichen Nickbewegungen sind hier gefragt.
- Spüre abschließend nach.

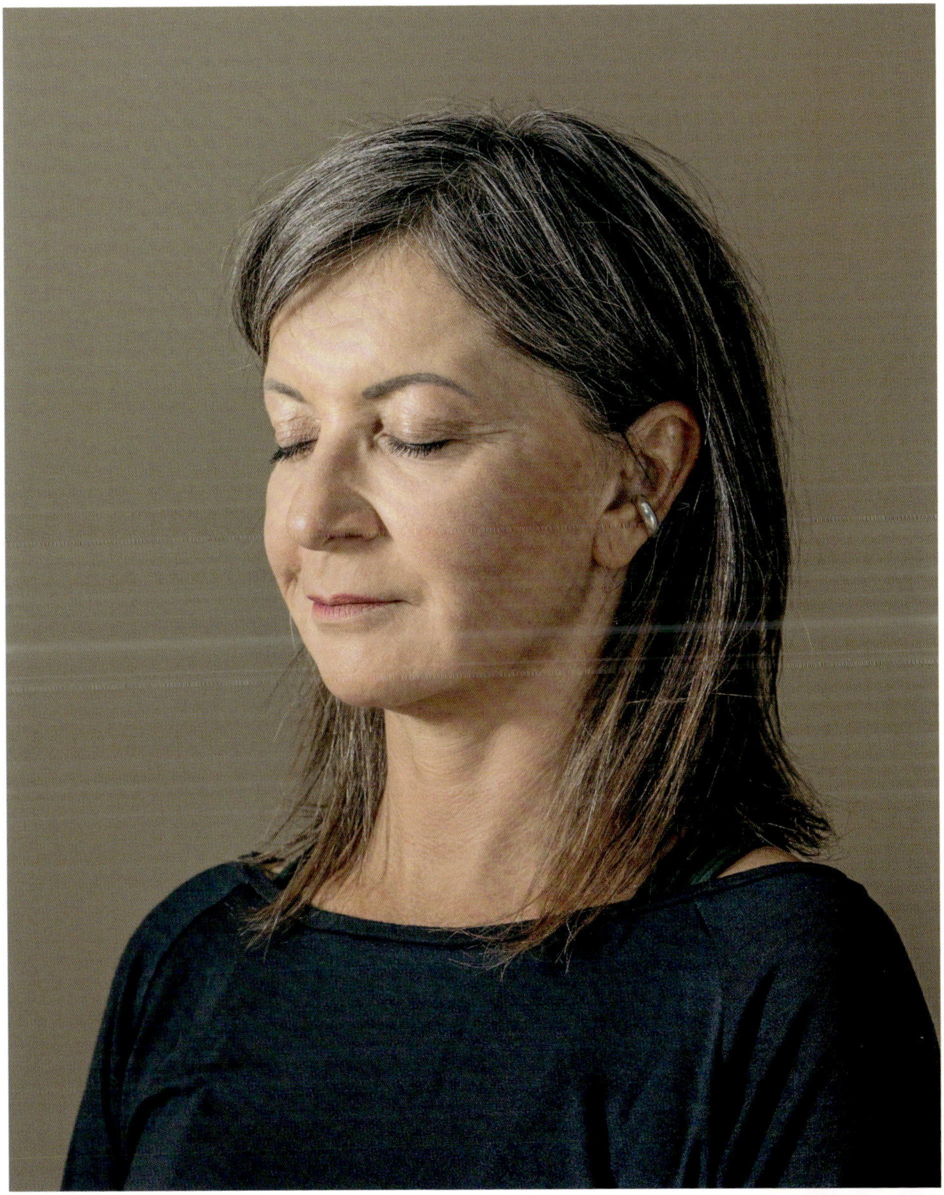

Massage des Kaumuskels

Entspannung der Kau- und Kiefermuskulatur. Entlastet die tiefen Nackenmuskeln.

- Setze dich im Fersensitz auf Blöcke, ein Kissen oder wahlweise auf einen Stuhl. Deine Lippen bleiben während der Übungen locker, die Zunge liegt entspannt in der Mundhöhle.
- Drücke mit Zeige- und Mittelfinger in den Kaumuskel (Masseter). Du findest ihn, indem du kurz die Zähne zusammenbeißt und spürst, wo sich die Muskulatur unter deinen Fingern anspannt. Jetzt bist du an der richtigen Stelle und kannst den Kiefer wieder entspannen.
- Massiere den Muskel kreisförmig aus. Mache dich auf die Suche nach verspannten Stellen. Schmelze hinein und atme gelassen ein und aus. Führe die Übung etwa 1 Minute aus.
- Lasse dann die Finger in den Muskel hineinsinken und wiederhole die Übung »Fischmund« und die beiden Kieferverschiebungen aus Übung »Finger hinter Ohrläppchen« (Seite 120).

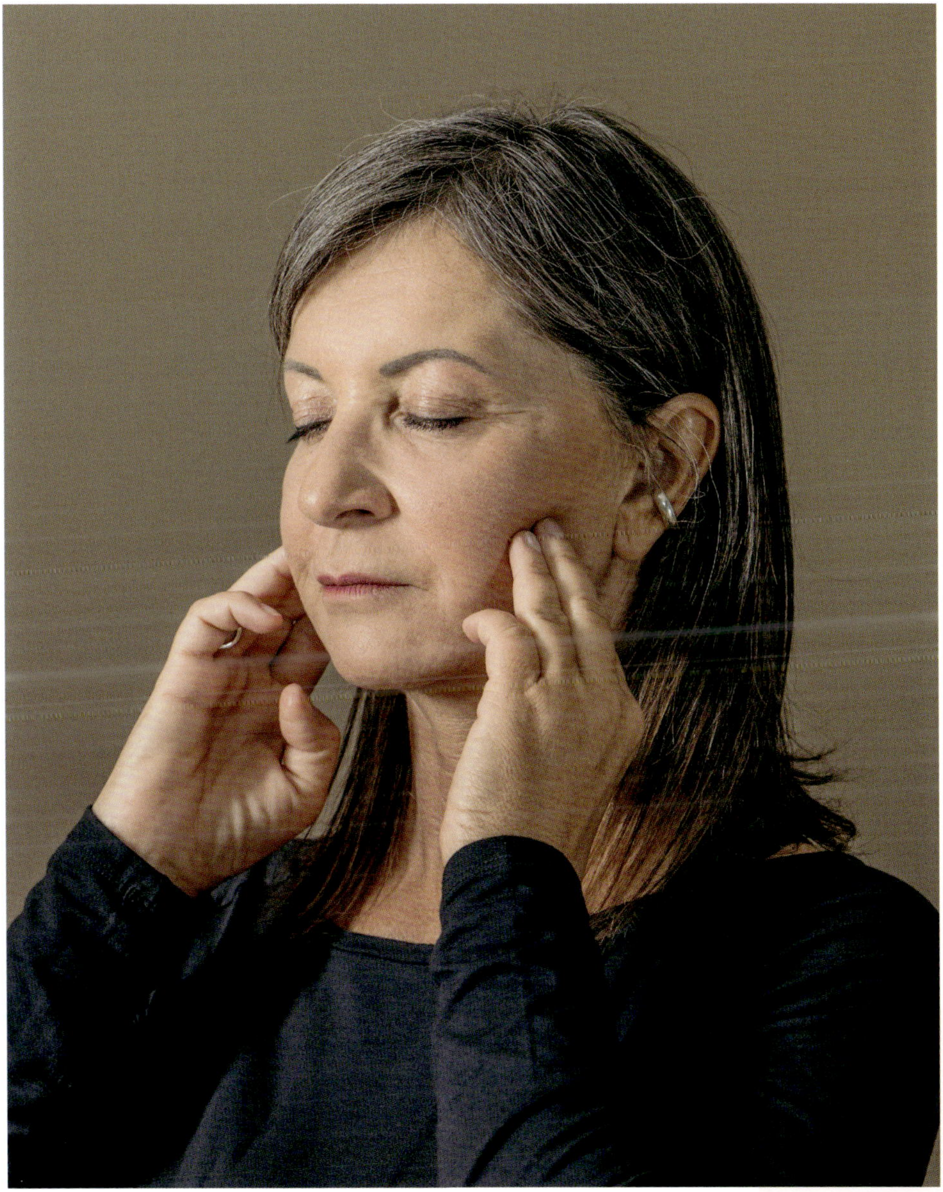

Gesichtsakupressur 2

Entspannung der Kau- und Kiefermuskulatur. Entlastet die tiefen Nackenmuskeln.

- Setze dich im Fersensitz auf Blöcke, ein Kissen oder wahlweise auf einen Stuhl. Deine Lippen bleiben während der Übungen locker und die Zunge liegt entspannt in der Mundhöhle.
- Lege die Kuppen der Zeigefinger in die Kuhlen vor den Ohren, dort, wo das Kiefergelenk ist. Die richtige Stelle findest du, indem du die Finger vor die Ohren legst und dann den Mund weit öffnest und schließt. In der Kuhle, die entsteht, wenn du den Mund öffnest, bist du genau richtig. Gib dort einen sanften Druck hinein.
- Wiederhole den »Fischmund« und die beiden Kieferverschiebungen aus Übung »Finger hinter Ohrläppchen« (Seite 120).

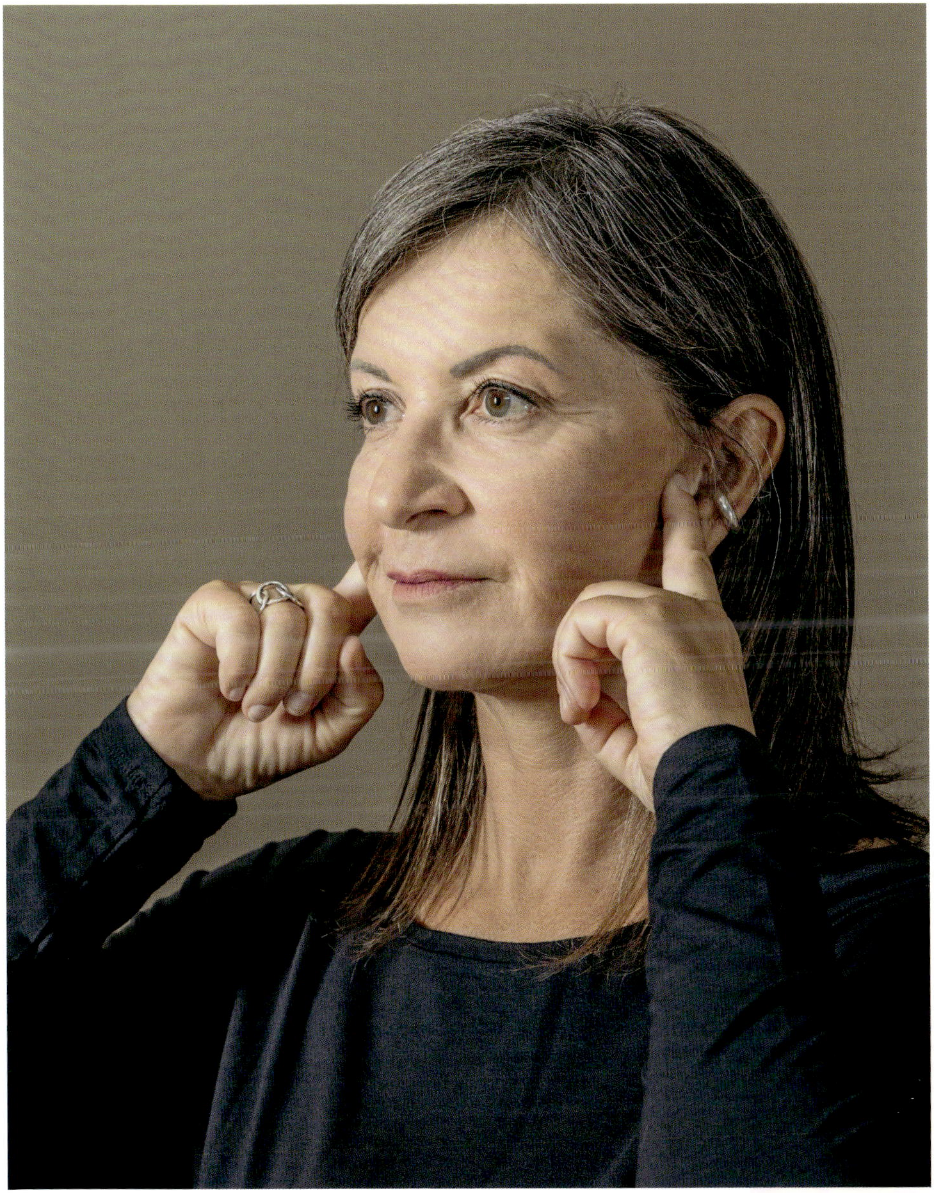

Kopfmassage

Massage und Lockerung der Kopffaszie. Löst myofasziale Spannungen in der Region des Kopfes. Entspannung des Nackens.

- Setze dich im Fersensitz auf Blöcke oder ein Kissen. Oder wahlweise auch auf einen Stuhl. Deine Lippen bleiben während der Übungen locker, die Zunge liegt entspannt in der Mundhöhle.
- Gleite mit deinen Fingern in deine Haare und massiere deine Kopfhaut.
- Greife nun deine Haare ganz in der Nähe der Kopfhaut und ziehe sie sanft und gefühlvoll etwas nach hinten bzw. oben.
- Wechsle immer wieder die Stellung und ziehe die Haare gefühlvoll weg, sodass du die Kopfhaut sanft hin und her bewegst.
- Lasse die Arme sinken und spüre nach.

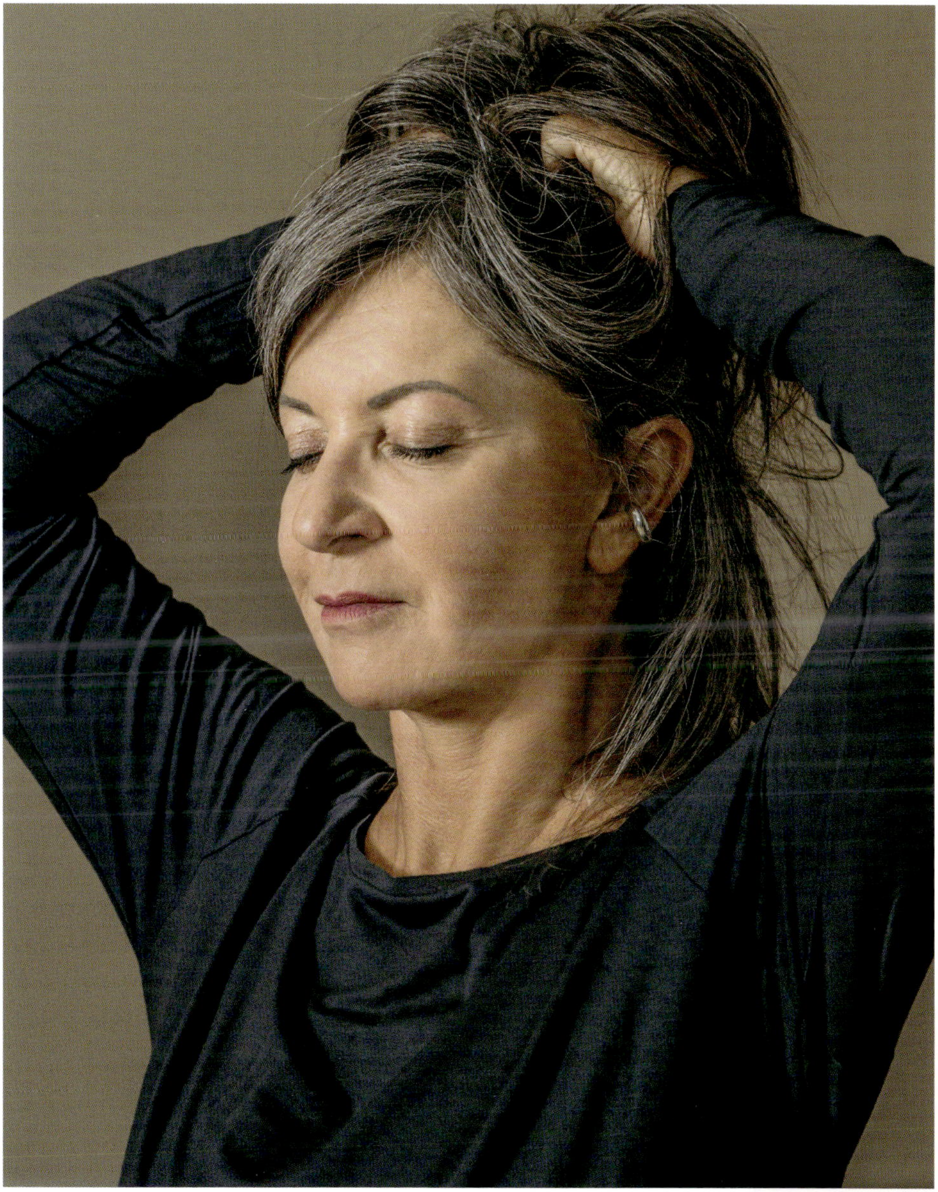

Augenübung mit Kopfwender

Löst sehr tiefliegende Verspannungen in der kurzen Nackenmuskulatur. Desorganisiert festgefahrene Bewegungs- und Spannungsmuster. Löst Spannung in der Augenmuskulatur. Beruhigt den Geist.

- Begib dich in die Rückenlage und stelle die Füße in eine angenehme Distanz zum Gesäß auf. Lasse den Hinterkopf in den Boden sinken.
- Wiederhole jede Bewegung etwa 5-mal in jede Richtung.
- Schließe deine Augen und entspanne in die Augenhöhlen hinein. Rolle den Kopf ganz langsam und entspannt nach rechts und links (Nein-Sagen) (1). Halte inne.
- Nicke nun mit dem Kopf, indem du das Kinn im Wechsel hebst und senkst (Ja-Sagen) (2). Die Augen bleiben passiv. Spüre einen Moment nach.
- Variante: Bei der zweiten Variante bleibt dein Kopf still liegen, während du die Augen öffnest und abwechselnd nach rechts und links schielst. Folge dabei mit den Augen einer imaginären horizontalen Linie (3). Nimm wahr, ob die Bewegung gleichmäßig geht ober ob der Blick auf der Linie »hüpft«. Atme dabei ruhig ein und aus. Halte inne.
- Dann schaue mit den Augen nach oben (in Richtung Stirn) und unten (in Richtung Wangen). Folge mit den Augen einer imaginären vertikalen Linie (4). Entspanne die Augen für einen Moment.

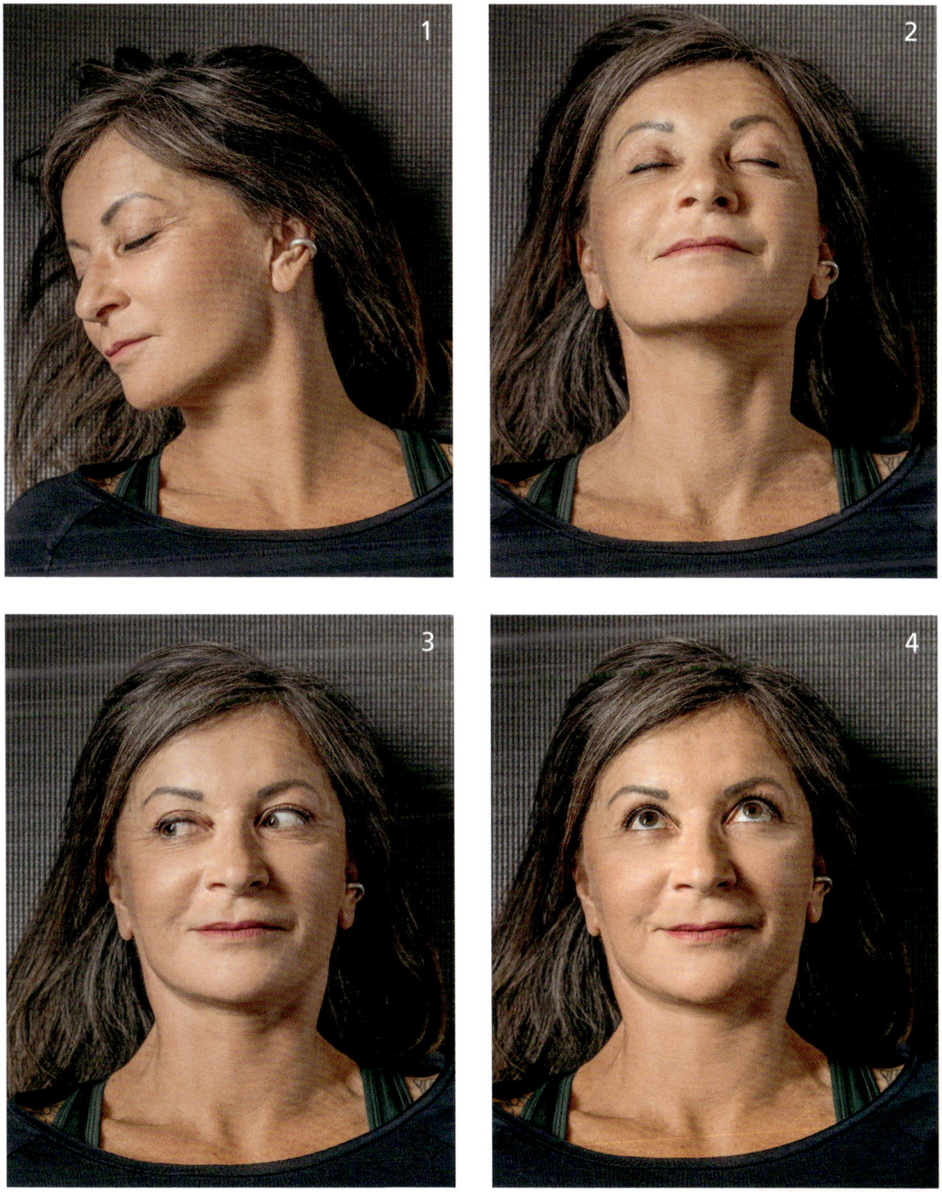
1
2
3
4

Augenübung mit Kopfwender – Variante

- Variante: Bei der dritten Übungsvariante verbinde nun die Bewegung von Kopf und Augen. Beim Wenden nach rechts schauen die Augen in den rechten Augenwinkel, in der Linkswendung in den linken (5). Wie verändert sich diese Bewegung nun? Was geschieht mit dem Bewegungsumfang? Halte inne.
- Während das Kinn sinkt, schielen die Augen nach unten. Wenn du das Kinn hebst, schiele in Richtung Stirn (6). Wahrnehmen, nachspüren.
- Variante: Bei dieser vierten und letzten Variante führe die Übung gegengleich durch. Wenn der Kopf zur einen Seite geht, schauen die Augen zur anderen Seite (7). Geht der Kopf nach unten, schauen die Augen nach oben und umgekehrt (8).
- Achte auf einen gleichmäßigen und ruhigen Atem. Entspanne deine Zunge. Spüre einen Moment nach.

Variante: Du kannst die Übung auch sitzend ausführen.

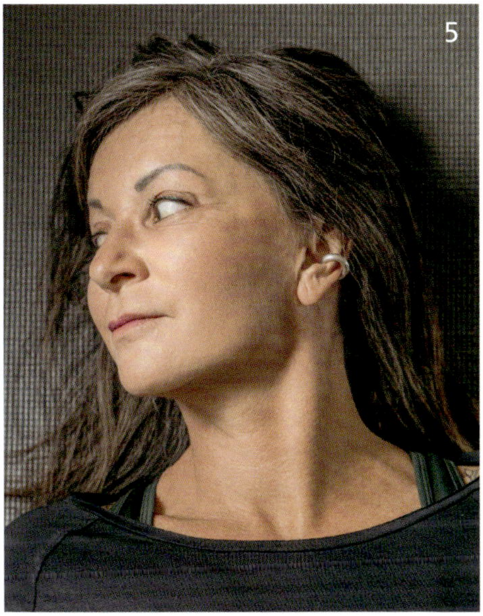

5

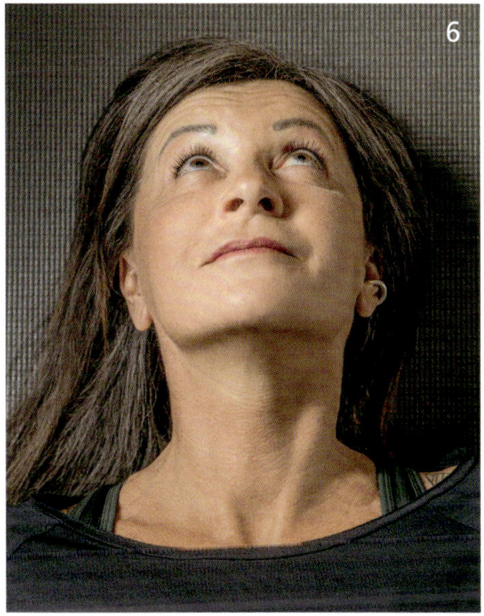

6

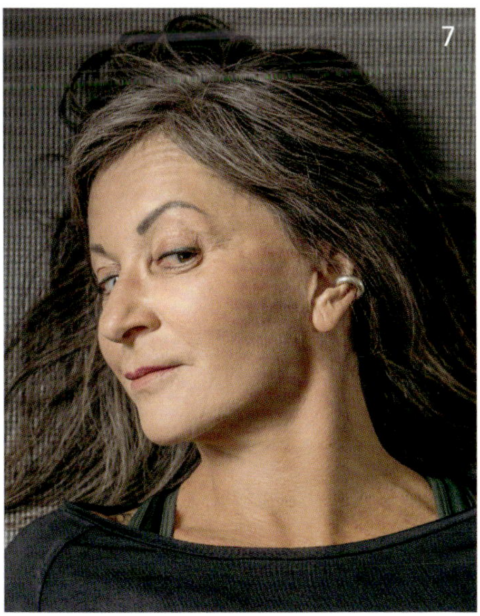

7

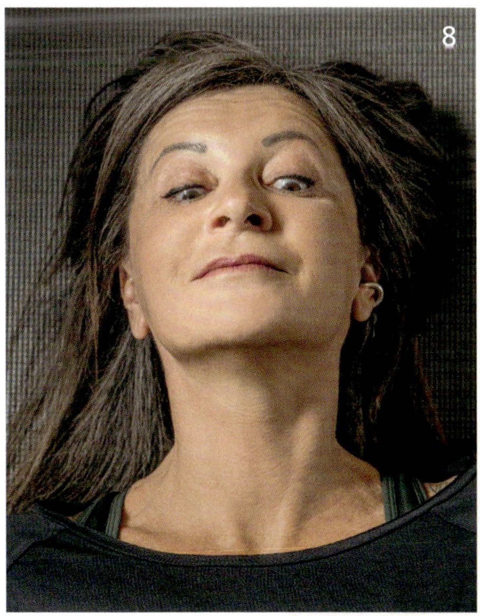

8

Beckenwippe

Mobilisation der Lendenwirbelsäule. Löst myofasziale Spannungen im unteren Rücken. Entspannung der Rückenmuskulatur.

- Begib dich mit aufgestellten Füßen in die Rückenlage. Platziere den Spirit-Ball unter dem Kreuzbein. Wiederhole jede Bewegung etwa 10-mal.
- Kippe das Becken und richte es wieder auf (1).
- Bewege das Becken von rechts nach links und massiere dabei genussvoll diese Region (2).
- Zum Abschluss kreise langsam in beide Richtungen (3).
- Nimm den Ball weg, lege dich zurück auf den Rücken und spüre nach.

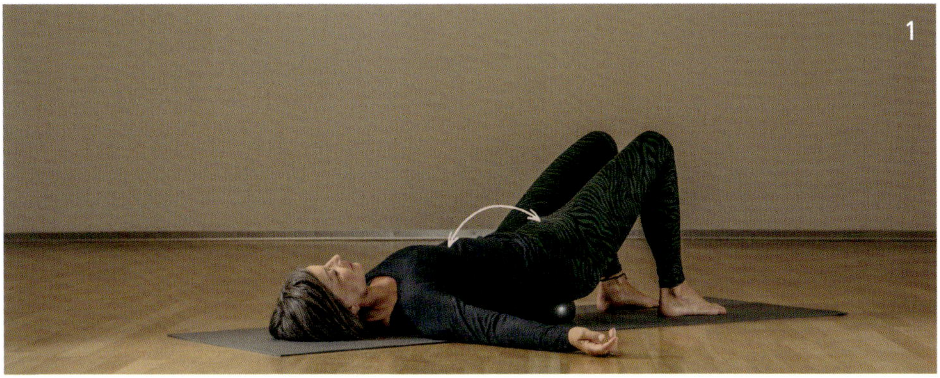

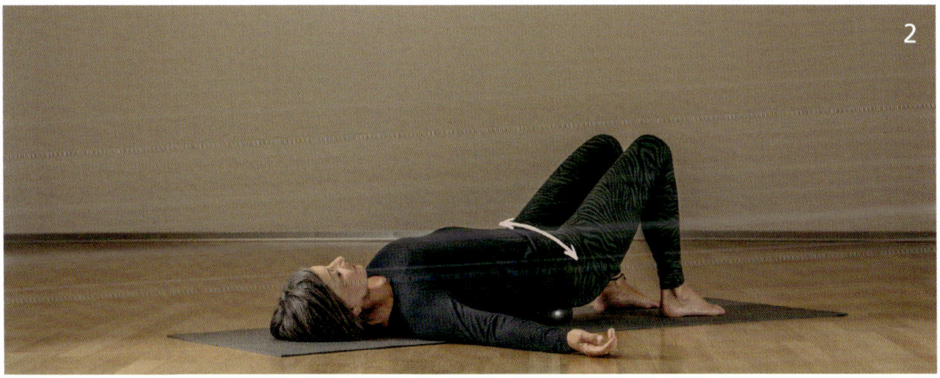

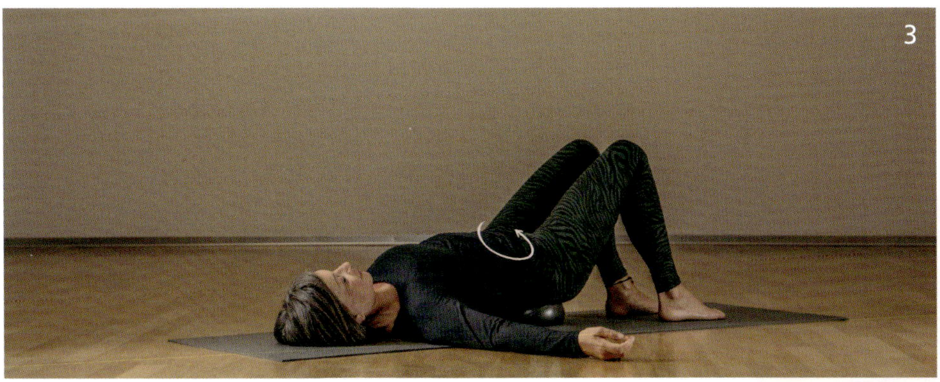

Schultergehen

Mobilisation der Brustwirbelsäule. Löst myofasziale Spannungen im oberen Rücken. Entspannung der Rückenmuskulatur.

- Begib dich mit aufgestellten Füßen in Rückenlage. Platziere den Spirit-Ball auf Höhe des BHs am Rücken. Passe die Größe des Balls an und lege gegebenenfalls ein Kissen unter den Kopf.
- Stecke die Arme nach oben. Die Handflächen zeigen zueinander.
- Beginne mit »Schultergehen«, indem du abwechselnd einen Arm nach oben ziehst und die andere Schulter sinken lässt. Nimm den Kopf mit oder behalte ihn ruhig in der Mitte (1) (2).
- Mache dann die Bewegung ganz schnell, so wie ein Hund, der aus dem Wasser kommt und sich schüttelt. Lasse dabei den Kopf in der Mitte.
- Wechsle immer wieder zwischen der langsamen und der schnellen Ausführung. Führe die Übung 1–3 Minuten aus.
- Entspanne einen Moment, indem du die Arme beugst und die Hände auf deine Schultern legst (umarme dich selbst) (3). Merke dir, welcher Arm oben liegt.
- Rolle jetzt seitwärts und massiere mit der Bewegung den Bereich zwischen den Schulterblättern. Spiele auch hier mit dem Tempo und nimm den Kopf mal in der Bewegung mit oder halte ihn still in der Mitte. Spüre den Unterschied.
- Wechsle nun die Umarmung so, dass der andere Arm oben liegt. Spiele auch hier mit verschiedenen Bewegungen und lasse dabei den Atem ruhig strömen.
- Wiederhole für etwa 3 Minuten.
- Lege den Ball weg und spüre in Rückenlage entspannt nach.

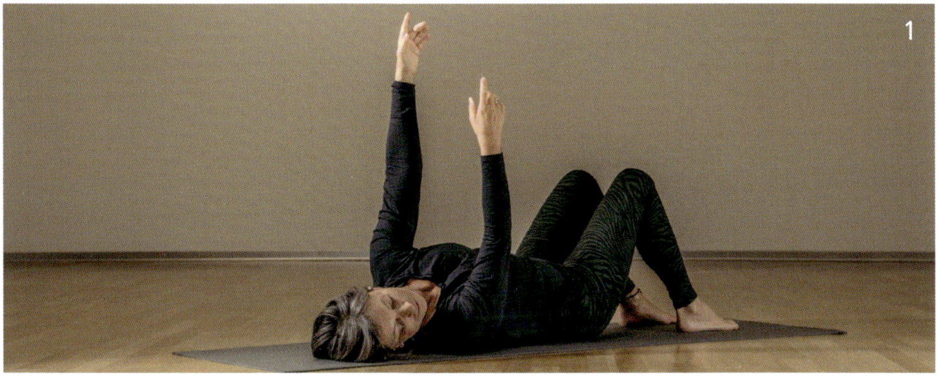
1

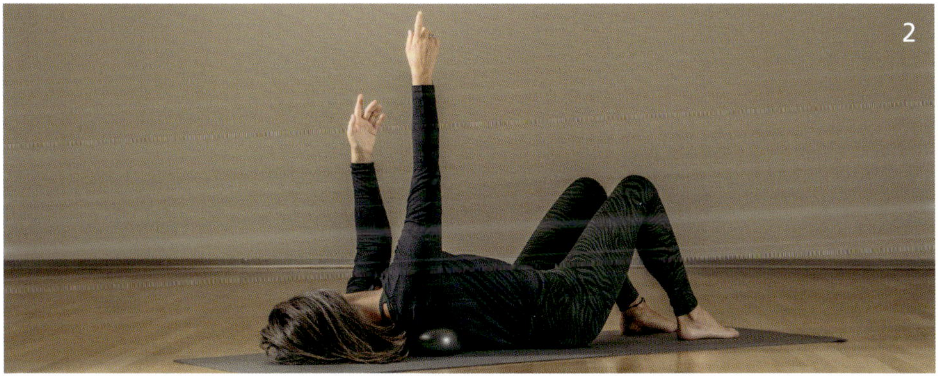
2

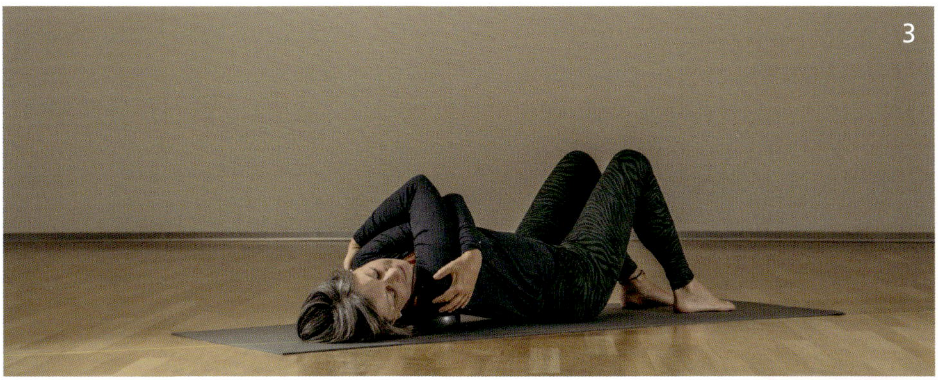
3

Kopfkreise

Entspannung der kleinen kurzen Nackenmuskeln. Aktiviert den Parasympathikus, baut Stress ab.

- Begib dich mit aufgestellten Füßen in die Rückenlage. Platziere den Spirit-Ball am Hinterkopf relativ weit oben, sodass du eine feine Dehnung im Nacken spürst.
- Schiebe den Hinterkopf ganz sanft mit der Einatmung in den Ball, sodass das Kinn in Richtung Kehle sinkt. Löse mit der Ausatmung wieder.
- Wiederhole das in Ruhe und ganz langsam 5-mal.
- Lasse die Atmung nun anders herum fließen: Schiebe ausatmend den Hinterkopf in den Ball, wodurch der Nacken in eine sanfte Länge findet, und entspanne einatmend wieder. Wie fühlt sich das an? Was ist anders? Mache auch diese Bewegung 5-mal.
- Entspanne den Kopf, lasse ihn in den Ball sinken und spüre nach.
- Mache nun ganz kleine und langsame Kreise. Wechsle dabei immer wieder die Richtung. Lasse zuerst die Nase die Bewegung in beide Richtungen anführen. Entspanne den Kopf noch etwas mehr in den Ball.
- Löse dann die Kreisbewegung mit dem Kinn aus. Spüre, welchen Unterschied das macht.
- Zum Abschluss kreise von der Mitte der Stirn aus. Wie fühlt sich die Kreisbewegung hier an?
- Kreise in jeder Variante etwa 3- bis 5-mal in die eine und in die andere Richtung.
- Nimm den Ball weg, lege den Kopf achtsam zurück auf die Matte und spüre nach.

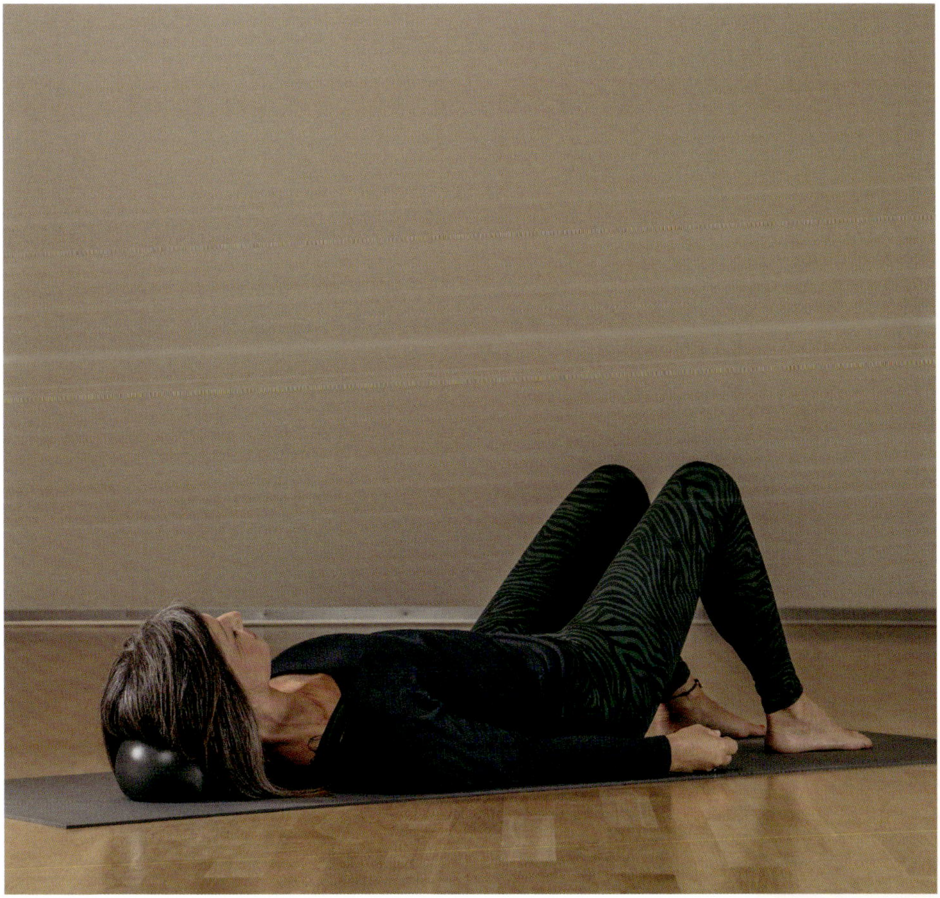

Yoga-Therapie Handgelenke

Vorbereitungen

Für diese Übungssequenz brauchst du eine Matte, ein Kissen oder zwei Blöcke für einen bequemen Fersensitz und eine 2–3 Kilogramm schwere Hantel.

Beginne mit einem Test.

Bevor du mit der Praxis beginnst, begib dich in verschiedene Stützhaltungen wie die Katze (1), den herabschauenden Hund (2) oder das Brett (3). Erspüre und beobachte, wie sich die Positionen in den Handgelenken anfühlen. Merke dir für später, welche Stellungen du eingenommen hast und wie sie sich angefühlt haben. Dadurch wird die Wirkung der Übungen deutlich wahrnehmbar.

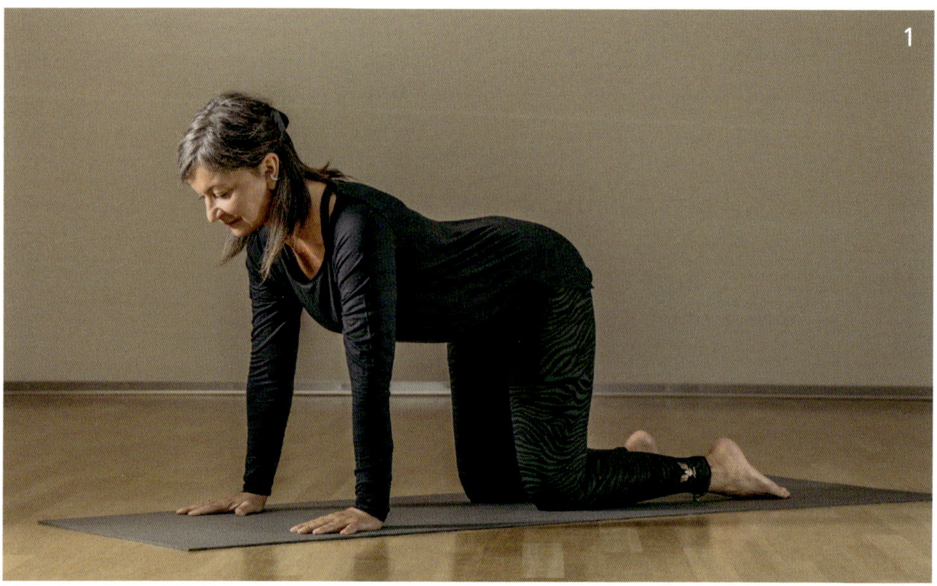

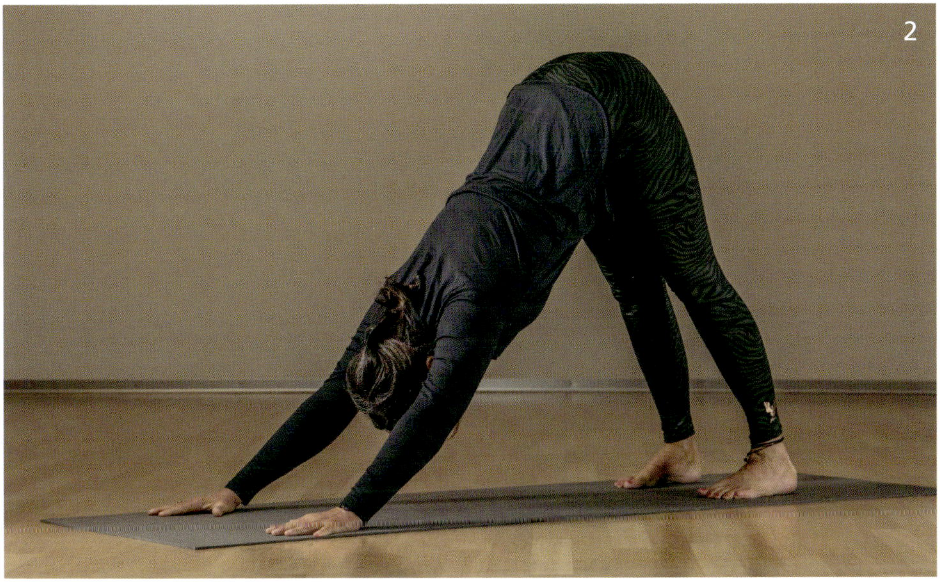
2

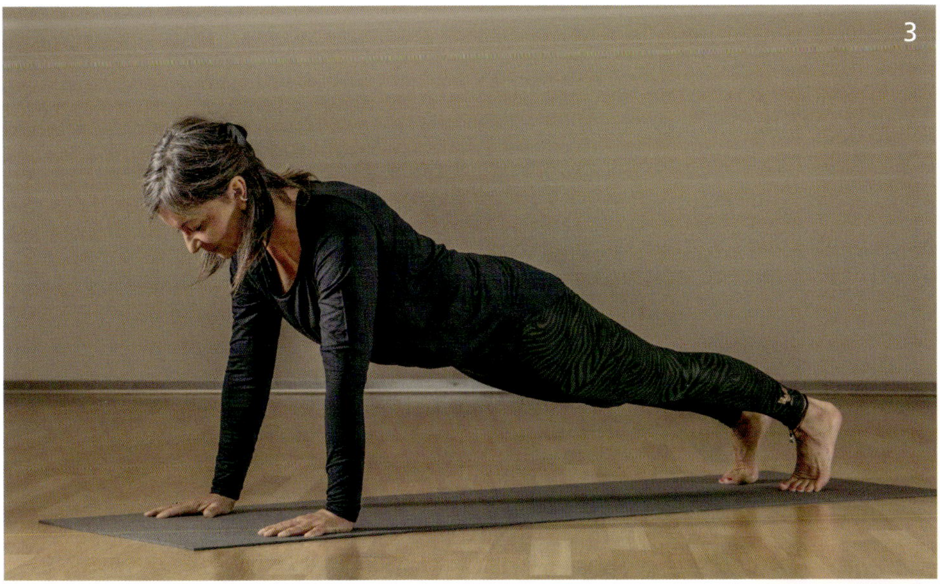
3

Armspirale 1

Mobilisation der Hände, Handgelenke, Ellenbogen und Schultergelenke.

- Setze dich im Fersensitz auf Blöcke oder ein Kissen.
- Bringe die Hände vor deinem Herzen zusammen (anjali mudra).
- Öffne die Hände, Finger um Finger, von den Daumen aus, als ob du ein Buch öffnest. Die Handkanten der kleinen Finger bleiben zusammen (1).
- Öffne weiter und drehe die Handrücken zueinander. Die Fingerspitzen deuten in Richtung Herz (2).
- Beschreibe mit aneinandergelegten Handrücken einen Kreis am Bauchnabel vorbei, über vorne nach oben bis über den Kopf. Während die Fingerspitzen auf dich zeigen, lasse den Rücken rund werden und nach hinten sinken (3). Mit dem Aufsteigen der Arme über vorne verlängert sich die Wirbelsäule wieder.
- Löse die Handrücken über dem Kopf voneinander und bringe die Arme gestreckt über die Seite nach unten. Die Handkanten fließen vor dem Herzen wieder zusammen (4).
- Während deine Arme und Hände durch diesen Kreislauf fließen, strömt dein Atem gleichmäßig ein und aus.

Variante: Du kannst die Übung auch auf einem Stuhl sitzend oder im Stand ausführen.

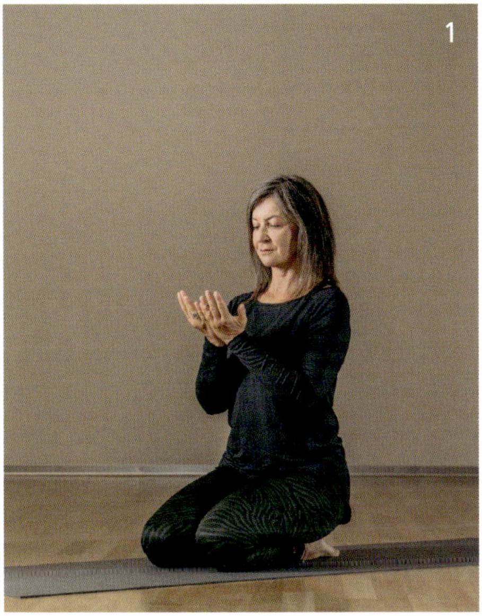
1

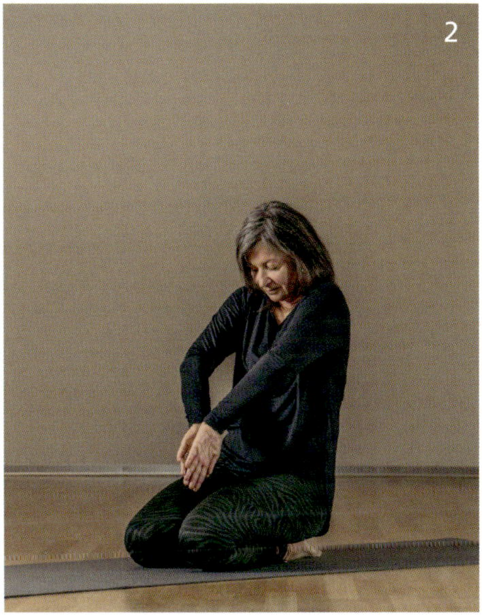
2

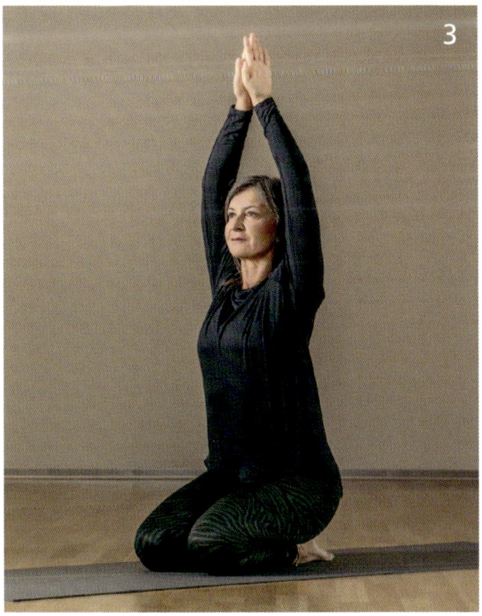
3

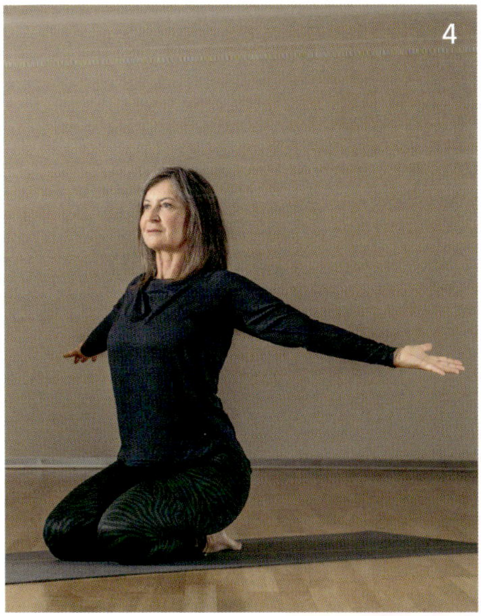
4

Katzenmilchtritte

Mobilisation der Handgelenke und Dehnung der myofaszialen Armlinien, der Hände und der Unterarme. Hilft dem Handgelenk, sein natürliches Bewegungsspektrum voll zu entfalten.

- Begib dich in die Katze.
- Drehe im Wechsel eine Hand auf den Handrücken und wieder zurück.
- Runde 1: Die Finger zeigen beim Drehen nach vorne (1).
- Runde 2: Positioniere die Hände so, dass die Finger nach außen zeigen (2).
- Runde 3: Drehe die Hände nach innen (3).
- Steigerung 1: Führe die Übung mit gestreckten Ellenbogen aus.
- Steigerung 2: Gib beim Aufsetzen des Handrückens etwas mehr Gewicht in die Hand.
- Runde 4: Die Finger zeigen Richtung Knie (4). Drehe dafür die Hände aus der neutralen Katze mit den Fingerspitzen über außen zu den Knien. Verlagere dein Gewicht nach hinten, bis du eine Dehnung an der Arminnenseite spürst. Die Handballen bleiben geerdet.
- Runde 5: Beginne nun beim kleinen Finger, alle Finger einzeln nacheinander anzuheben (5).
- Setze dich auf und schüttle die Hände aus.

Variante: Bei Arthrose in den Handgelenken ist diese Übung ungeeignet. Siehe nachfolgende Varianten.

Variante: Du kannst die Übung auch stehend an der Wand oder an einem Tisch ausführen.

1
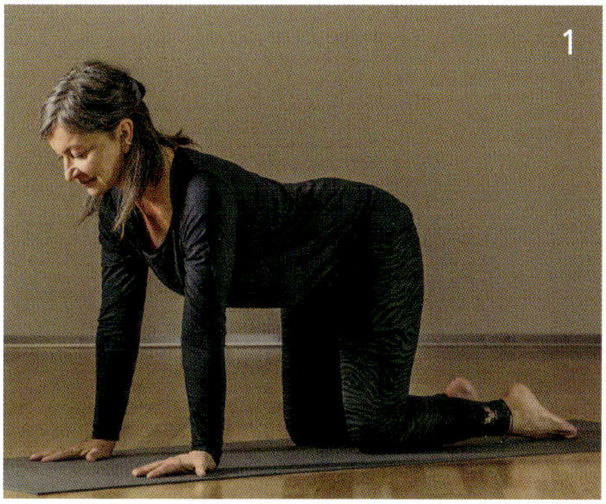

2
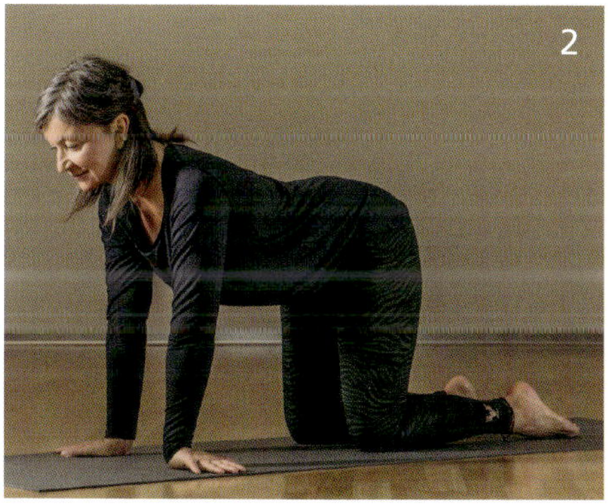

3
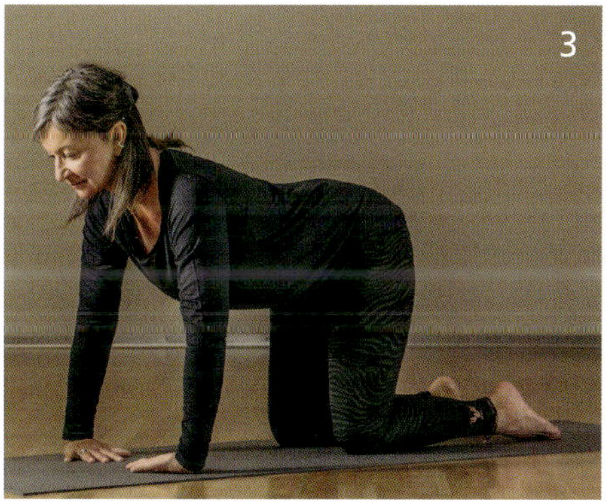

4
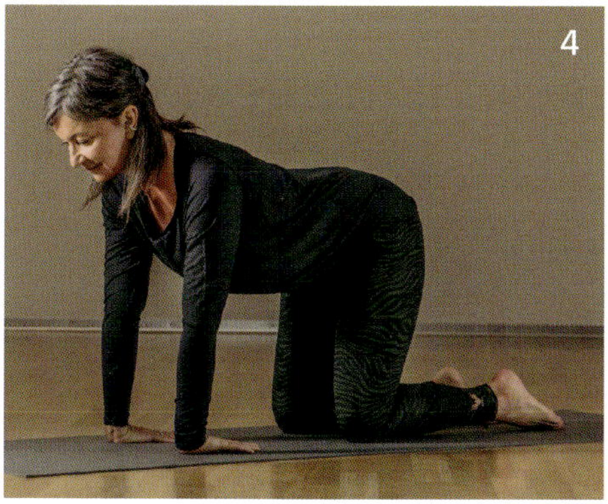

5
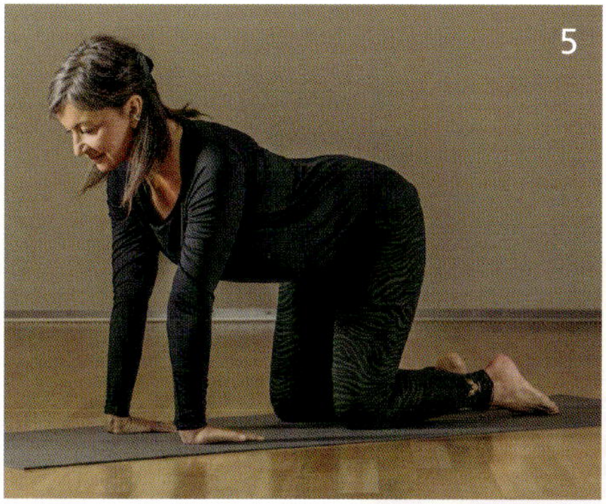

Armspirale 2

Mobilisation der Hände, Handgelenke, Ellenbogen und Schultergelenke.

- Setze dich im Fersensitz auf Blöcke oder ein Kissen.
- Hebe deine Arme und drehe deine Hände so, dass die Fingerspitzen zueinander nach innen und die Handflächen nach oben gerichtet sind (1).
- Drehe dann deine Hände so, dass die Fingerspitzen nach außen gerichtet sind (2).
- Senke die Arme ab und richte die Fingerspitzen zu deinem Becken (3).
- Drehe nun die Oberarme ein, dabei richten sich die Fingerspitzen nach außen (4).
- Führe von dort die Arme wieder in die Ausgangsposition zurück. Wiederhole den Ablauf fließend und gleichförmig, während der Atem frei strömt. Es kann helfen, sich vorzustellen, dass man einen Teller auf den Händen balanciert und ihn spiralförmig durch den Raum bewegt.

Variante: Du kannst die Übung auch auf einem Stuhl sitzend oder im Stand ausführen.

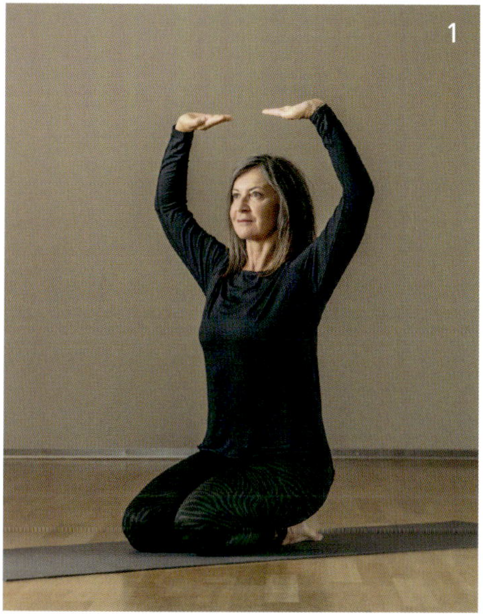
1

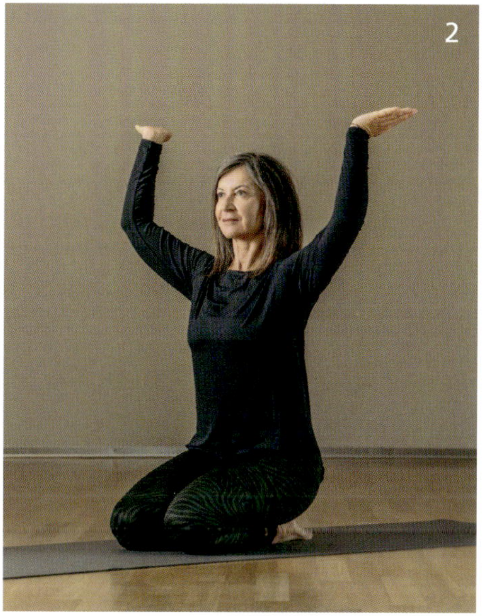
2

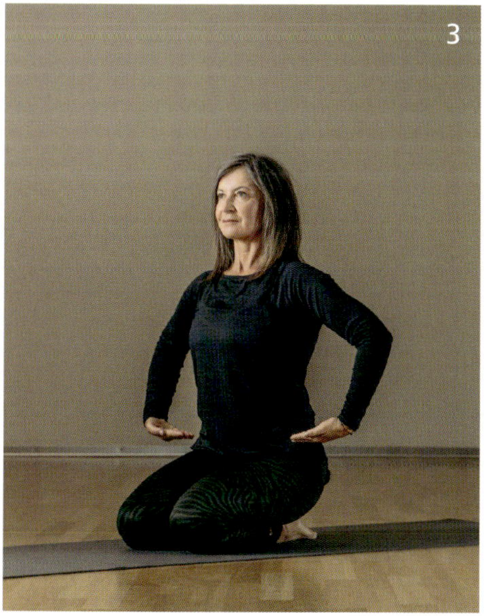
3

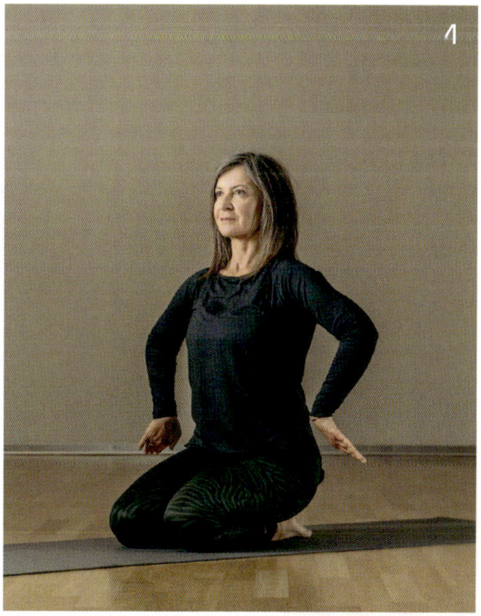
4

Schnelle Fäuste

Mobilisation der Hände und der Fingergelenke. Steigerung der Durchblutung. Verbesserung der Gleitfähigkeit der verschiedenen Gewebeschichten zueinander (u. a. der Fingersehnen in den Sehnenscheiden).

- Setze dich im Fersensitz auf Blöcke oder ein Kissen.
- Strecke beide Arme nach oben, die Schultern bleiben entspannt.
- Balle die Hände zu Fäusten (1) und strecke die Finger kraftvoll wieder aus (2).
- Mach diese Übung ganz schnell für etwa 1 Minute. Am Anfang beginnen Hände und Unterarme relativ schnell zu schmerzen und die Übungsausführung wird beeinträchtigt. Tipp: Mache weiter, auch wenn es schmerzt. Bleibe innerlich entspannt. Lasse den Atem fließen. Mit jedem Mal wird diese Übung besser gehen.
- Spüre nach.
- Schüttle die Hände aus.

Variante: Wenn die Schultern verspannen, beuge die Arme leicht.

Du kannst die Übung auch auf einem Stuhl sitzend oder im Stand ausführen.

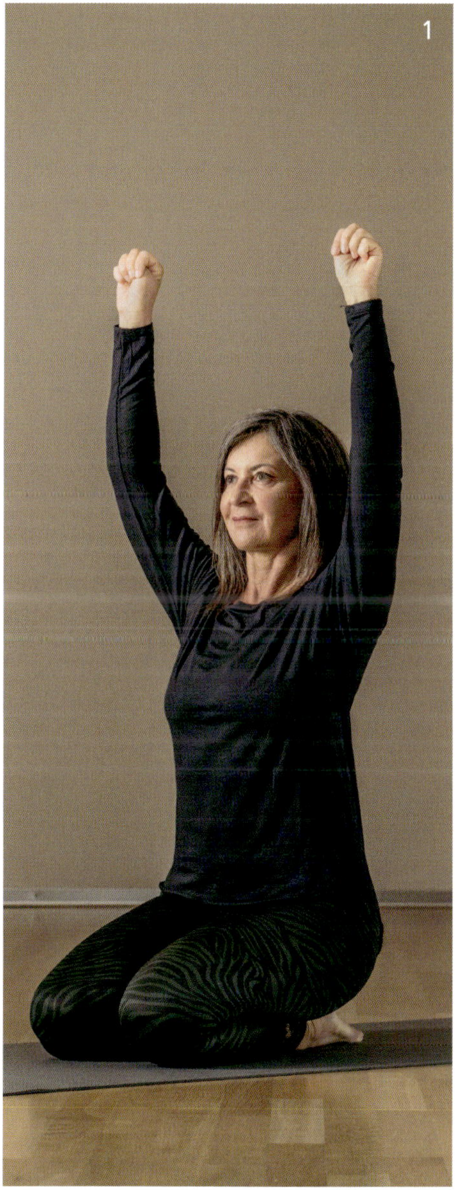
1

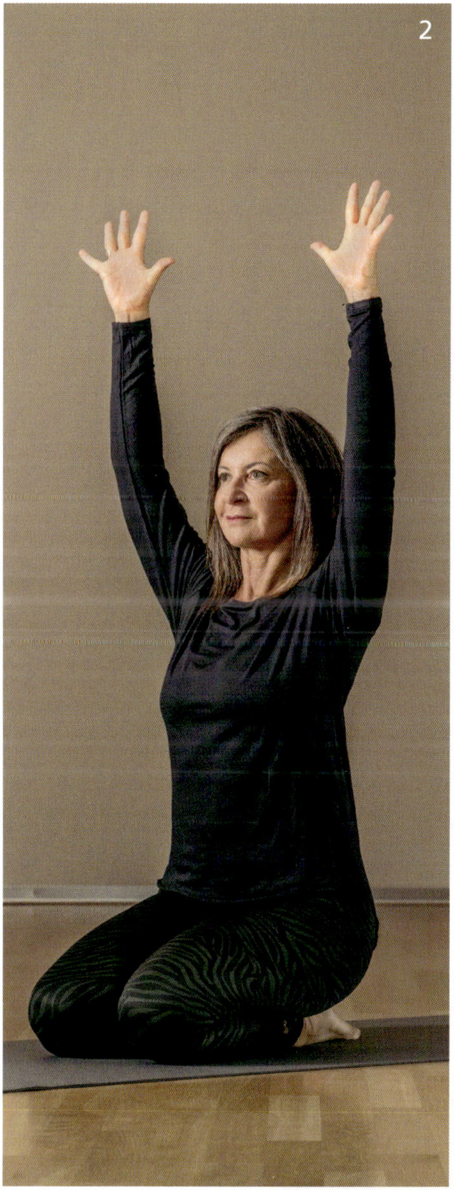
2

Kräftigung mit Hantel

Stärkung der Hand-, Finger- und Unterarmmuskulatur.

- Komme in den Bogenschritt. Polstere gerne das hintere Knie mit einem Handtuch.
- Nimm eine 2-kg-Hantel in die Hand. Lege den Ellenbogen auf den vorderen Oberschenkel.
- Führe die Übungen ganz langsam und im größtmöglichen Bewegungsumfang aus. Mache je 10 Wiederholungen.
- Runde 1 – Pronation/Einwärtsdrehung: Die Handfläche zeigt nach oben. Beuge die Hand aus dem Gelenk heraus nach oben und unten (1).
- Öffne die Hand auf dem Weg nach unten und lasse die Hantel auf die Finger rollen, bis du das Gefühl hast, sie fällt fast hinunter. Beginne die Einrollbewegung bei den Fingerkuppen, den Fingern und beuge die geschlossene Hand wieder zur Arminnenseite hoch (2).
- Runde 2 – Supination/Auswärtsdrehung: Die Handfläche zeigt zum Boden. Beuge die Hand ebenfalls nach unten und oben (3). Wiederhole 10-mal.
- Runde 3: Drehe die Hand im Wechsel nach oben und unten. Wiederhole 10-mal.
- Runde 4: Kreise die Hand aus dem Gelenk heraus in beide Richtungen je 10-mal.
- Spüre nach und wechsle die Seite.

Variante: Du kannst die Übung auch sitzend ausführen.

Du kannst die Übung modifizieren, indem du eine leichtere bzw. schwerere Hantel wählst.

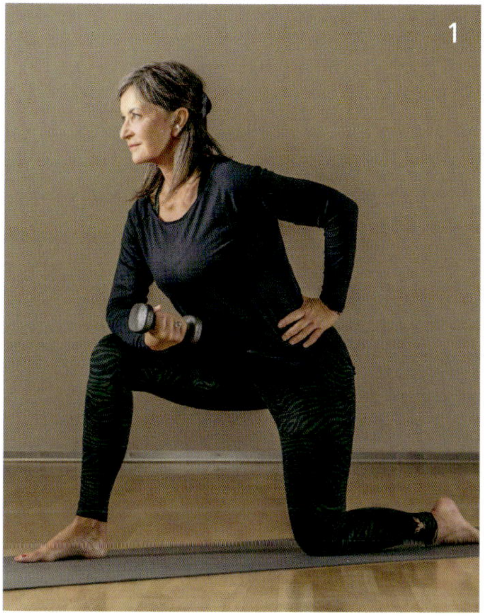
1

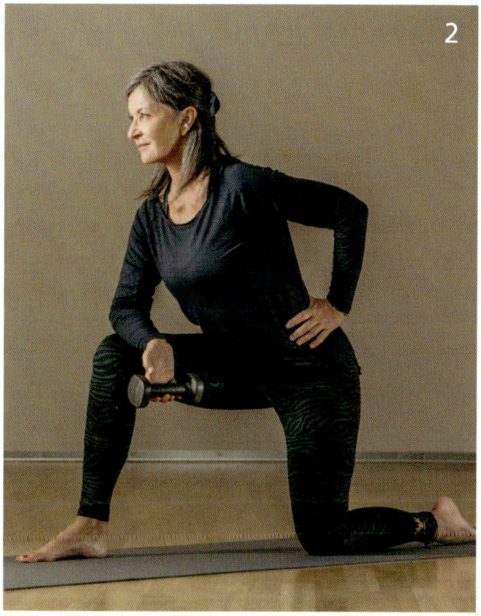
2

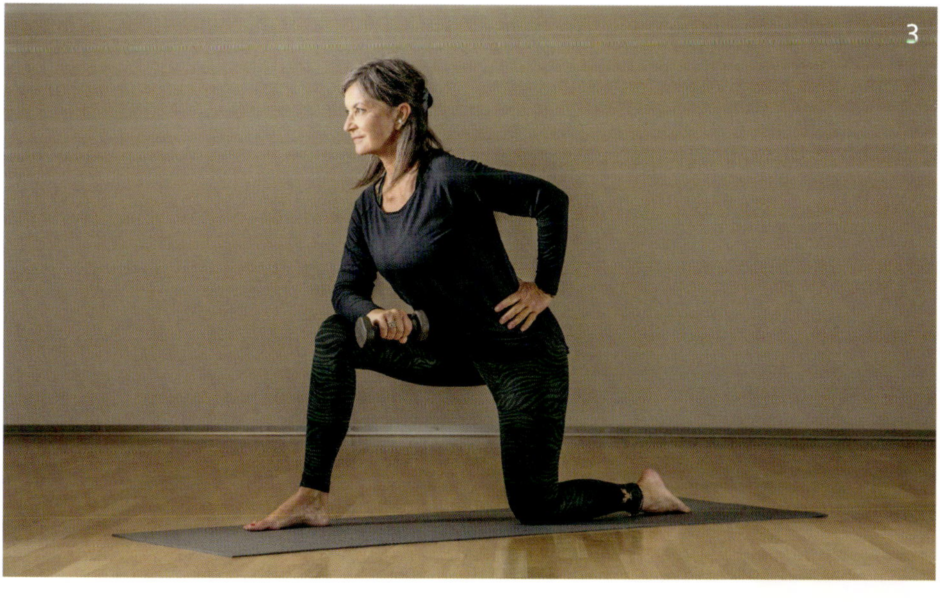
3

Verklebungen lösen: Unterarm innen

Löst myofasziale Verklebungen der Fingerbeuger im Unterarm. Verbesserung der Gleitfähigkeit der verschiedenen Gewebeschichten zueinander und Verbesserung der Durchblutung. Aktiviert die Energieströme.

- Diese Übung, wie auch die nachfolgenden drei, bitte zuerst nur auf der rechten Seite machen.
- Finde in einen bequemen Sitz (Schneidersitz, Grätsche), in dem du den Unterarm komplett auf dem Boden oder dem Oberschenkel ablegen kannst. Die Arminnenseite zeigt nach oben.
- Lege den anderen Unterarm kurz unterhalb der Ellenbeuge auf die Arminnenseite (1). Drücke ihn für 20–30 Sekunden in den Unterarm hinein, indem du den ganzen Körper hineinlehnst. Verstärke den Druck mit jedem Atemzug.
- Balle die untere Hand zur Faust und öffne sie wieder (2).
- Während des Drückens kannst du mit dem drückenden Arm »sägende« Bewegungen ausführen (3).
- Übe das Drücken noch an zwei weiteren Stellen aus: in der Mitte des Unterarms und ca. 4 Zentimeter vor dem Handgelenk.

Variante: Du kannst diese Übung sitzend an einem Tisch machen.

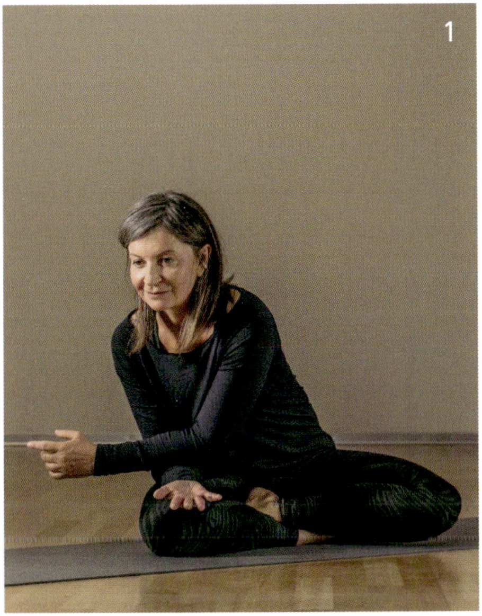
1

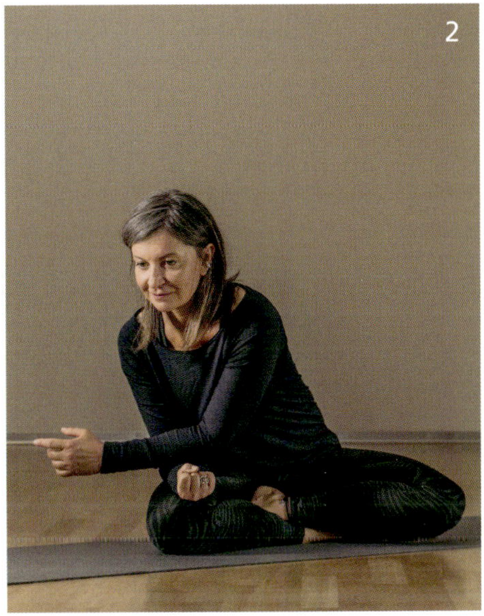
2

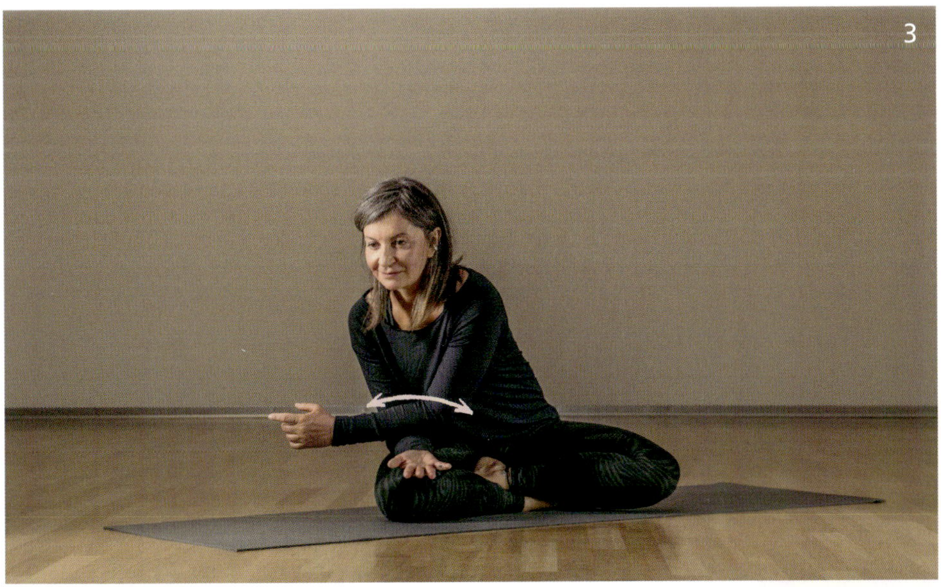
3

Verklebungen lösen: Unterarm außen

Löst myofasziale Verklebungen der Fingerstrecker im Unterarm. Verbesserung der Gleitfähigkeit der verschiedenen Gewebeschichten zueinander. Verbesserung der Durchblutung.

- Diese Übung, wie auch die nachfolgenden zwei, bitte zuerst nur auf der rechten Seite machen.
- Finde in einen bequemen Sitz (Schneidersitz, Grätsche), in dem du den Unterarm komplett auf dem Boden oder Oberschenkel ablegen kannst. Die Armaußenseite zeigt nach oben.
- Finde den Triggerpunkt, indem du deine Finger wie beim Klavierspielen bewegst. Er befindet sich an der Außenseite des Unterarms, etwa zwei Fingerbreit unterhalb des Ellenbogens.
- Schiebe die Spitze des anderen Ellenbogens in den Muskel und bearbeite ihn mit kreisenden Bewegungen und angemessenem Druck. Spiele dabei weiter Klavier mit den Fingern des unteren Arms. Verändere immer wieder den Druckwinkel und nimm dir Zeit, die richtige Stelle zu finden.

Variante: Statt des Ellenbogens kannst du auch mit einem dicken Textmarker ins Gewebe drücken.

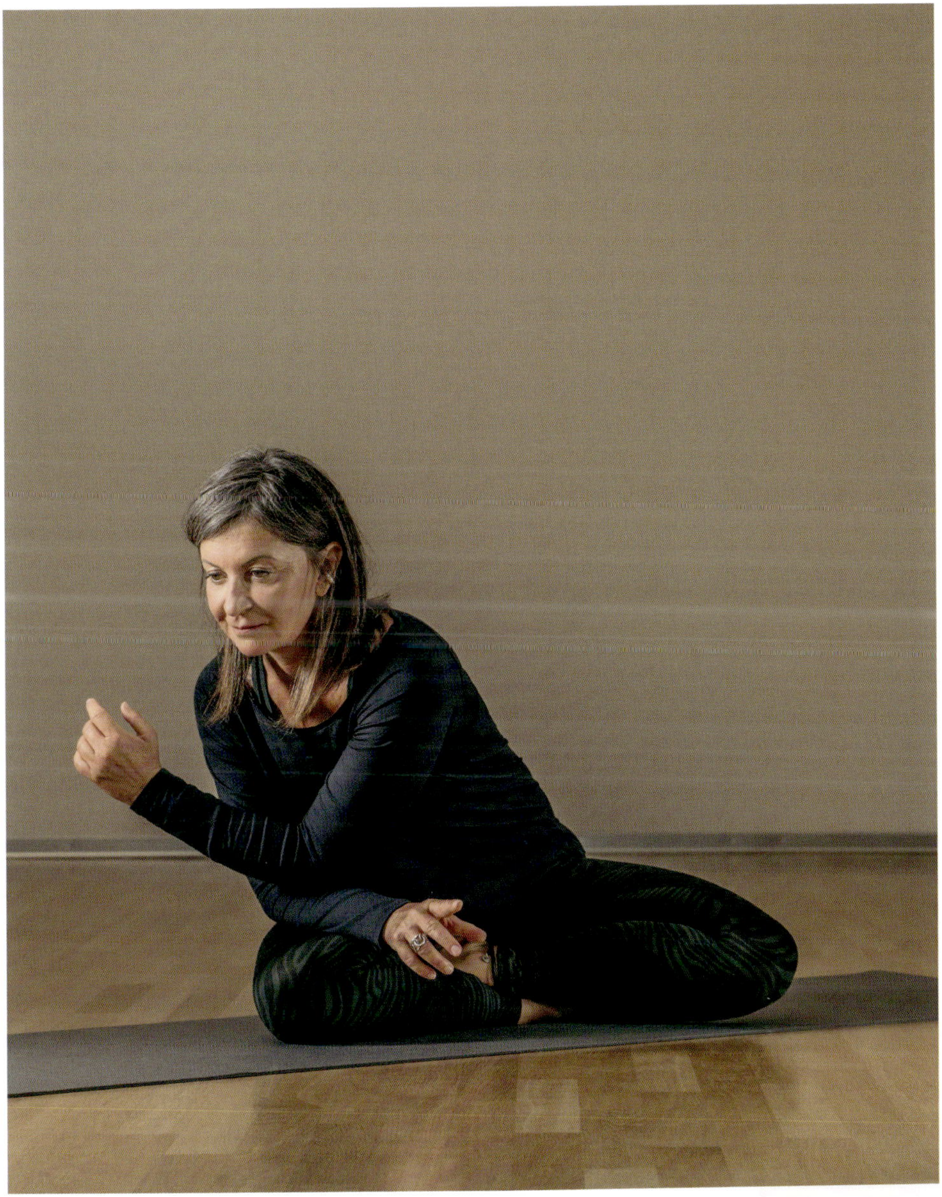

Brennnessel

Löst myofasziale Verklebungen in den Unterarmen.

- Diese Übung, wie auch die nächste, bitte zuerst nur auf der rechten Seite machen.
- Halte einen Unterarm vor dir. Die Arminnenseite zeigt nach oben.
- Umgreife das Handgelenk mit der anderen Hand, sodass der Daumen an der Innenseite und die anderen Finger außen liegen.
- Wringe den Arm aus, indem du den Daumen wiederholt mit genügend Druck zur Außenkante schiebst und dabei den anderen Arm eindrehst.
- Greife nach jedem Auswringen und Verschieben der Gewebeschichten gegeneinander ein Stückchen höher.

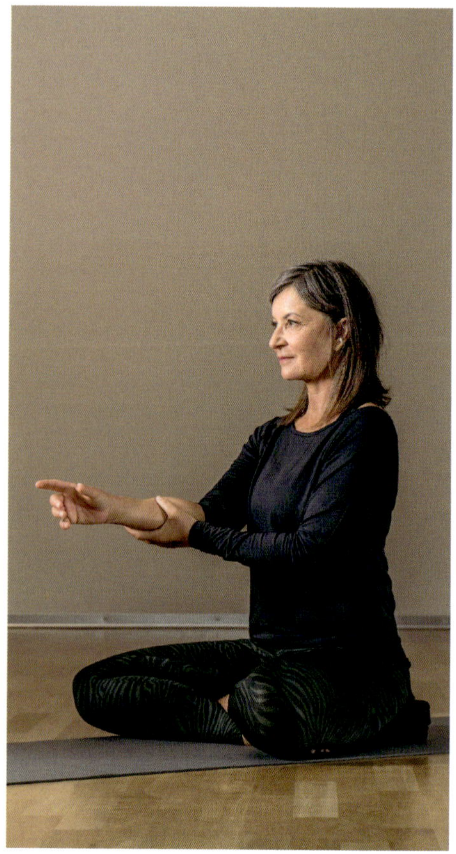

Handgelenk zupfen

Löst myofasziale Verklebungen in den Händen und rund ums Handgelenk. Schafft Raum.

- Diese Übung bitte erstmal nur auf der rechten Seite machen.
- Greife mit zwei Fingern der linken Hand die Haut am rechten Handrücken. Ziehe sie weg, schüttle und drehe sie.
- Nimm immer wieder ein neues Stück Haut, bis du den kompletten Handrücken gelockert hast.
- Zum Abschluss gehe zupfend um das rechte Handgelenk herum.
- Schüttle die Hand aus. Spüre nach.
- Vergleiche das Gefühl in der bearbeiteten rechten Hand mit der linken.

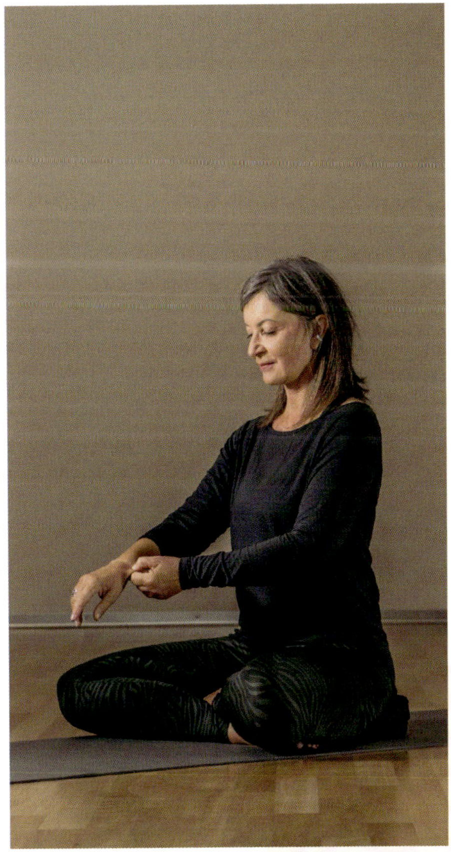

Bevor du die letzten vier Übungen auf der linken Seite wiederholst, finde dich in den Stützhaltungen ein, die du zu Beginn der Praxis gemacht hast (Katze, herabschauender Hund oder Brett) (Seite 140). Vergleiche in den Stützhaltungen das Gefühl in den Handgelenken. Was fühlt sich anders an? Wiederhole dann die vier letzten Übungen auf der linken Seite. Danach kannst du nochmals prüfen, wie sich die Stützhaltungen nun anfühlen. Viele beschreiben, dass sie weniger Druck in den Handgelenken empfinden. Dass mehr Raum da ist, die Übung leichter ist und einfacher geht. Wie ist es bei dir?

Literaturverzeichnis

- Dr. med. Ellen Fischer: ***Verspannungen sanft lösen:*** Selbsthilfe mit osteopathischen Techniken. Humboldt Verlag 2018.
- Thomas W. Myers: ***Anatomy Trains*** – Myofasziale Leitbahnen für Manual- und Bewegungstherapeuten. Urban & Fischer 2015.
- Lucia Nirmala Schmidt: ***Das HandHeilbuch.*** Einfache Übungen, um Beschwerden zu lindern, die Hände zu kräftigen und die Beweglichkeit zu erhalten. Knaur MensSana HC 2020.
- Lucia Nirmala Schmidt: ***Faszien-Yoga.*** Gesund und vital durch ein elastisches Bindegewebe. Nymphenburger 2015.
- Lucia Nirmala Schmidt: ***Detox Yoga.*** Das 10-Tage-Programm zur sanften Entgiftung. Nymphenburger 2014.
- Lucia Nirmala Schmidt: ***Atmen – jetzt!*** Heilübungen aus dem Yoga. Nymphenburger 2013.
- Carla Stecco: ***Functional Atlas of the Human Fascial System.*** Churchill Livingstone 2014.
- Klaas Stechmann: ***Faszien selbst behandeln.*** Endlich schmerzfrei werden. KVM – Der Medizinverlag 2015.

Hilfreiche Adressen

- Für Workshops, Yoga-Ausbildungen, Yoga- Ferien mit Lucia Nirmala (LuNa) Schmidt:
  www.body-mind-spirit.ch
  www.chiyoga.ch
- Online-Yoga-Studio für Yoga mit LuNa Schmidt:
  www.yogaeasy.de
- Faszien-YOGA-DVDs – zum Downloaden oder über Vimeo:
  www.body-mind-spirit.ch
- Adressen für die Faszien-Tools in ganz Europa:
  www.vistawell.ch
- Adresse für Yoga-Bekleidung:
  www.kismet-yogastyle.com

Danke

Den Teilnehmerinnen meiner Kurse, die mir immer wieder die Gelegenheit geben, mein Wissen in der Praxis zu überprüfen und meinen Unterricht zu verfeinern.

Caro Florschütz von ***www.c-flows.de*** für die Unterstützung bei den Übungsbeschreibungen.

BILDNACHWEIS
106 Farbfotos wurden von Simon Bolzern für dieses Buch aufgenommen.
Mit 11 Illustrationen von Shutterstock und einer Illustration von Mascha Greune (S.13).

IMPRESSUM
Umschlaggestaltung von Gramisci Editorial Design, München / Claudia Geffert unter Verwendung von 3 Farbfotos von Simon Bolzern, eines Farbfotos von Lucia Nirmalia Schmidt (Faszientools), eines Farbfotos von Michael Neugebauer (Portrait Autorin), 4 Illustrationen von Shutterstock (Anatomie) und einer Illustration von Mascha Greune (Faszien).

Mit 108 Farbfotos und 17 Farbzeichnungen.

Hinweis:
Auf Grund eines leichteren und verbesserten Leseflusses habe ich mich entschieden, statt jeweils beide Formen, die weibliche und die männliche (wie z. B. »Lehrerinnen und Lehrer«) immer nur eine Form zu wählen, die weibliche. Männer sind selbstverständlich mitgemeint. Wo es möglich war, habe ich eine neutrale Form gewählt.

Gedruckt auf chlorfrei gebleichtem Papier

MIX
Papier aus verantwortungsvollen Quellen
FSC www.fsc.org FSC® C110508

ISBN 978-3-96860-024-6
Projektleitung: Ramona Imhof
Redaktion: Magdalena Kieser
Gestaltung und Satz: Grafikdesign Storch/Ulrike Vohla, Rosenheim
Produktion: Angela List
Druck und Bindung: Westermann Druck Zwickau GmbH, Zwickau
Printed in Germany / Imprimé en Allemagne